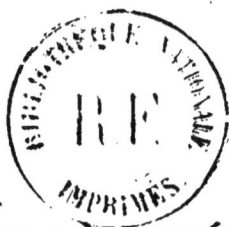

LES
# ABCÈS PÉRI-PHARYNGIENS

(ÉTUDE ANATOMO - CLINIQUE)

# LES

# ABCÈS PÉRI-PHARYNGIENS

## (ÉTUDE ANATOMO - CLINIQUE)

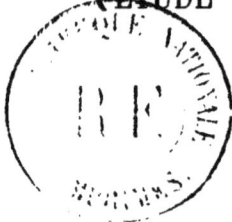

PAR

## André CALAS

DOCTEUR EN MÉDECINE

**MONTPELLIER**

SOCIÉTÉ ANONYME DE L'IMPRIMERIE GÉNÉRALE DU MIDI

—

1906

A LA MÉMOIRE DE MA MÈRE


A LA MÉMOIRE DE MA GRAND'MÈRE MATERNELLE


A MON PÈRE

*Ces pages sont dédiées comme témoi-*
*gnage de profonde affection et*
*d'inaltérable reconnaissance.*


A MA FIANCÉE


A MES PARENTS


A MES AMIS


A MES CAMARADES D'ÉTUDES ET D'INTERNAT


A. Calas.

# A MES MAITRES

### DE LA FACULTÉ ET DES HOPITAUX DE MONTPELLIER

# A MES MAITRES

### DE L'HOPITAL MIXTE D'AVIGNON

## A Monsieur le Médecin-Major de 1re Classe TOUBERT

### PROFESSEUR AGRÉGÉ AU VAL-DE-GRACE

A. Calas.

# A MONSIEUR LE PROFESSEUR AGRÉGÉ GERBAUD

# A MONSIEUR LE DOCTEUR PANSIER

(D'AVIGNON)

A. CALAS.

# A MONSIEUR LE PROFESSEUR TÉDENAT

### PROFESSEUR DE CLINIQUE CHIRURGICALE

# A MONSIEUR LE PROFESSEUR AGRÉGÉ VIRES

# A MONSIEUR LE PROFESSEUR AGRÉGÉ GRYNFELTT

A. CALAS.

A MON PRÉSIDENT DE THÈSE

## MONSIEUR LE PROFESSEUR P. GILIS

PROFESSEUR D'ANATOMIE A LA FACULTÉ DE MÉDECINE DE MONTPELLIER

CORRESPONDANT NATIONAL DE L'ACADÉMIE DE MÉDECINE

A. CALAS.

# LES
# ABCÈS PÉRI-PHARYNGIENS

## (ÉTUDE ANATOMO-CLINIQUE)

## AVANT-PROPOS

Nous avons eu l'occasion, au cours de nos études et de notre internat, d'observer plusieurs cas d'abcès développés dans la région du pharynx et nous avons été frappé de la difficulté que l'on éprouve à diagnostiquer d'une façon exacte le siège de l'abcès, à prévoir son évolution et à préciser les indications thérapeutiques.

Aussi est-ce avec empressement que nous avons accueilli la proposition que nous a faite M. le professeur Gilis de présenter comme thèse inaugurale une étude anatomo-clinique d'ensemble des abcès péri-pharyngiens. Notre tâche a du reste été grandement facilitée par l'étude de son mémoire, publié en juin 1905, sur *La région parotidienne et l'espace maxillo-pharyngien*, mémoire qui a été pour nous un guide clair et précieux.

Nous tenons à remercier vivement M. le professeur Gilis de la bienveillance avec laquelle il a mis à notre disposition les documents nécessaires à notre travail, et du grand honneur qu'il nous fait aujourd'hui en acceptant la présidence de notre thèse inaugurale.

Nous désirons remercier également M. le docteur Toubert, médecin-major de 1re classe, professeur agrégé au Val-de-Grâce, chirurgien des salles militaires de l'hôpital Suburbain. Il a bien voulu nous communiquer toute une série d'observations inédites, qui nous ont permis d'enrichir considérablement la partie clinique de notre étude. Qu'il nous permette de lui exprimer ici l'hommage de notre profonde gratitude.

Enfin, que tous nos Maîtres de la Faculté et des Hôpitaux de Montpellier, tous nos Maîtres des Hôpitaux d'Avignon, reçoivent l'hommage de profonde reconnaissance que doit tout étudiant à ceux qui l'initièrent, avec autant de bienveillance que de dévouement, à la pratique difficile de la profession médicale.

Notre étude comprend deux parties :

1° Une partie anatomique, dans laquelle nous décrivons les espaces péri-pharyngiens, divisés en trois loges : loge rétro-pharyngienne, loge rétro-stylienne, loge pré-stylienne, avec leurs limites, leurs rapports et leur contenu.

2° Une partie clinique, où nous exposons l'histoire clinique des abcès péri-pharyngiens rangés en trois groupes correspondant aux trois loges péri-pharyngiennes. A propos de chaque groupe, nous donnons les indications et la technique opératoires. Enfin, nous joignons à notre travail quelques observations pour la plupart inédites, et dont une nous est personnelle, et nous avons cru bon de citer nos observations après la description de chaque groupe d'abcès, dont elles sont un exemple.

Quatre figures illustrent cette étude. Ce sont celles publiées par M. le professeur Gilis, dans son Mémoire sur : *La région parotidienne et l'espace maxillo-pharyngien.* Trois sont incorporées à la partie anatomique, dont elles rendront les descriptions plus précises ; la quatrième, à propos des abcès pré-styliens, montre de manière très nette le mode de développement de ces abcès. Nous remercions vivement M. le professeur Gilis de l'autorisation qu'il nous a donnée de les reproduire dans notre travail. Notre éditeur a également droit à nos remerciements pour le soin apporté dans l'impression de notre thèse et pour l'obligeance avec laquelle il a mis à notre disposition les clichés nécessaires à son illustration.

# PREMIÈRE PARTIE

---

## ETUDE ANATOMIQUE DES ESPACES PÉRI-PHARYNGIENS

Le pharynx est entouré par une atmosphère celluleuse, sorte de séreuse permettant les mouvements de cet organe dans l'acte de la déglutition. Au sein de ce tissu cellulaire péri-pharyngien se trouvent, en outre des vaisseaux sanguins et des nerfs qui le traversent, des réseaux lymphatiques très riches, dépendant pour la plupart de la muqueuse pharyngée, et aboutissant à des groupes ganglionnaires bien définis qui peuvent être envahis par l'infection.

Les abcès péri-pharyngiens n'offrent pas une symptomatologie unique, on les a de bonne heure classés en différents groupes. C'est que la formation et l'évolution de ces abcès sont sous la dépendance des dispositions anatomiques. Or les espaces péri-pharyngiens ne constituent pas autour de l'organe une gaîne celluleuse continue : des formations musculo-aponévrotiques cloisonnent ces espaces, et une étude anatomique de la région péri-pharyngienne doit précéder l'exposé clinique des abcès péri-pharyngiens.

Anatomiquement, les espaces péri-pharyngiens se divisent d'abord en deux principaux :

1° *L'espace rétro-pharyngien,* impair et médian, entre le pharynx et la colonne vertébrale.

2° Un espace latéral, aux dispositions anatomiques plus complexes que celles du précédent, et appelé *espace maxillo-*

*pharyngien.* « Cet espace mériterait d'être nommé **espace**
*latéro-pharyngien supérieur*, dénomination qui aurait l'avantage de démontrer la parenté qu'il a avec l'espace *rétro-*
*pharyngien.* **Tous** les deux font en effet partie du même
système ;.... ils ont des caractères communs ;.... et l'anatomie, la physiologie et la pathologie montrent que ces deux
espaces sont tous les deux et au même titre des annexes
du pharynx » (P. Gilis).

## I

## Espace rétro-pharyngien

Cet espace, compris entre le pharynx et la colonne vertébrale, au niveau des premières vertèbres cervicales, est
limité *en haut* par l'apophyse basilaire de l'occipital ; *en*
*arrière*, par l'aponévrose prévertébrale qui le sépare des
muscles prévertébraux ; *en avant*, il répond à la paroi
postérieure de l'aponévrose péri-pharyngienne (aponévrose
d'enveloppe des constricteurs). Cette aponévrose présente ·
un raphé médian et un raphé latéral au niveau de l'angle du
pharynx. *En bas*, l'espace rétro-pharyngien n'a pas de limites
bien nettes, et il se continue avec le tissu cellulaire du
médiastin postérieur. Ce n'est en somme que la partie supérieure de cette couche de tissu cellulaire qui s'étend au-
devant des vertèbres, de la première cervicale au coccyx.
C'est une voie toute tracée pour la migration des abcès
développés à ce niveau, surtout des abcès froids.
  *Latéralement*, l'espace rétro-pharyngien est limité par
deux lames fibreuses verticales, rattachant le pharynx à
l'aponévrose prévertébrale, et appelées *cloisons sagittales*.
Ces cloisons sagittales se détachent de l'aponévrose prévertébrale, au niveau des tubercules antérieurs des apophyses

transverses, et vont se jeter, en se portant directement en avant, sur l'aponévrose péri-pharyngienne, au niveau de l'angle dièdre, appelé *angle* du pharynx, formé par la réunion des parois postérieure et latérale de cet organe. Elles limitent latéralement la couche celluleuse prévertébrale ; elles ne sont d'ailleurs pas spéciales à l'espace rétro-pharyngien, et se continuent au-dessous du pharynx avec des lames fibreuses rattachant l'œsophage à l'aponévrose prévertébrale, et vont, à la base du cou, constituer l'origine des ligaments vertébro-péricardiques. Anatomiquement, elles sont, au niveau de l'espace rétro-pharyngien, constituées par des lames celluleuses minces, et elles envoient, à la gaîne vasculaire du cou, une expansion fibreuse.

Le tissu cellulaire de l'espace rétro-pharyngien renferme quelques ganglions lymphatiques et quelques vaisseaux peu importants. Les ganglions lymphatiques sont considérés par Gillette comme spéciaux à l'enfance ; ils s'atrophient vers l'âge de deux ou trois ans ; exceptionnellement on peut les rencontrer chez l'adulte. Ils sont environ au nombre de deux ou trois, situés *latéralement*, au niveau de l'atlas et de l'axis.

## II

## Espace maxillo-pharyngien

Comparable à un prisme triangulaire, l'espace maxillo-pharyngien, ou mieux *latéro-pharyngien supérieur* (Gilis), présente : une *base supérieure*, répondant à la base du crâne ; une *base inférieure*, correspondant à une ligne horizontale menée suivant le bord inférieur de la mâchoire inférieure, limites inférieures en partie réelles, en partie artificielles ; une *face interne, pharyngienne*, correspondant en arrière à

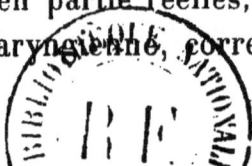

2

la cloison sagittale, en avant à la paroi latérale du pharynx : une *face externe*, ostéo-musculo-aponévrotique (branche montante du maxillaire inférieur doublée intérieurement par le ptérygoïdien interne, aponévrose cervicale superficielle enfermant dans un dédoublement le sterno-cléido-mastoïdien) ; une *face postérieure*, formée de dedans en dehors par l'aponévrose prévertébrale, l'aponévrose des scalènes et la cloison transversale du cou.

Les trois angles dièdres formés par la réunion de ces trois faces sont : l'un, *antérieur*, constituant la limite antérieure de l'espace, au niveau de la jonction du bord antérieur du ptérygoïdien interne avec la partie toute antérieure de la paroi latérale du pharynx ; l'autre, *postéro-interne*, à l'union de la cloison sagittale avec l'aponévrose prévertébrale ; le troisième, enfin, *postéro-externe*, correspond à l'union de la cloison transversale du cou avec l'aponévrose cervicale superficielle.

Ainsi défini, cet espace *latéro-pharyngien supérieur* comprend la loge parotidienne. D'autre part, des formations musculo-aponévrotiques viennent modifier sa constitution intérieure, le cloisonner, et en compliquer l'étude et la description.

La cavité prismatique que constitue l'espace maxillo-pharyngien, dont nous avons précédemment esquissé les limites, est cloisonnée par un ensemble musculo-aponévrotique composé de la *gaine du digastrique*, d'une lame fibreuse réunissant cette gaine à celle des muscles styliens, et enfin de ce que l'on a désigné sous le nom de *diaphragme stylo-maxillo-pharyngien*. Ce rideau musculo-aponévrotique se détache de la paroi externe de cet espace, et, se dirigeant obliquement en avant et en dedans, va s'insérer au niveau de l'angle du pharynx, sur le raphé latéral de l'aponévrose péri-pharyngienne, au point où s'insère déjà la cloison sagittale correspondante. L'espace maxillo-pharyngien se trouve, de ce fait, divisé en deux espaces secondaires : un, postérieur, *rétro-stylien* ; un, antérieur, *pré-stylien*.

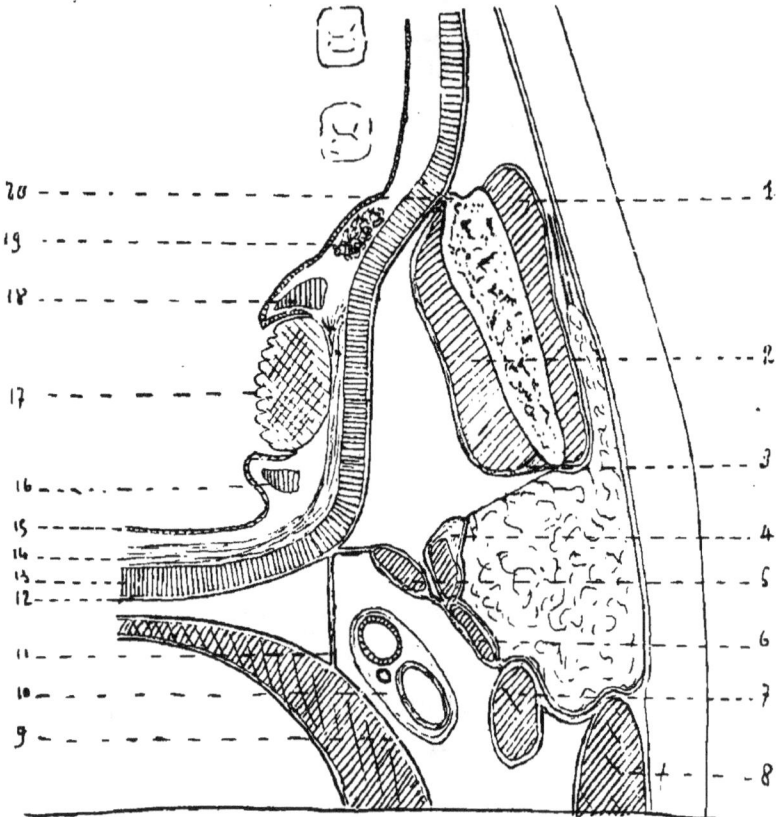

Fig. 1. — Coupe transversale schématique de l'espace maxillo-pharyngien. — 1. Masséter. — 2. Ptérygoïdien interne. — 3. Ligament sphéno-maxillaire. — 4. Muscle stylo-glosse et ligament stylo-maxillaire. — 5. Muscle stylo-pharyngien prolongé jusqu'à l'angle du pharynx par l'aileron. — 6. Muscle stylo-hyoïdien. — 7. Muscle digastrique. — 8. Muscle sterno-cléido-mastoïdien. — 9. Aponévrose des muscles prévertébraux. — 10. Paquet vasculo-nerveux du cou. — 11. Cloison sagittale. — 12. Aponévrose péri-pharyngienne. — 13. Couche des constricteurs. — 14. Aponévrose intra-pharyngienne. — 15. Muqueuse du pharynx. — 16. Pilier postérieur du voile du palais. — 17. Amygdale. — 18. Pilier antérieur. — 19. Glande rétro-molaire. — 20. Raphé buccinato-pharyngien.

(Gravure extraite du Mémoire de M. le professeur Gilis sur la *Région parotidienne et l'Espace maxillo-pharyngien*, pag. 30.)

Etudions d'abord la cloison qui les sépare et qui constitue

une partie commune à ces deux espaces. Elle est formée de deux portions principales réunies par une lame fibreuse :

1° *La gaîne fibreuse du ventre postérieur du digastrique,* constituant la partie la plus externe de cette cloison, est reliée, en dehors, à la gaîne du sterno-cléido-mastoïdien ; en dedans, à la gaîne des muscles styliens par l'*aponévrose stylo-digastrique,* qui passe au-devant de l'apophyse transverse de l'atlas et des gros vaisseaux. Suffisamment épaisse dans toute son étendue, l'aponévrose du digastrique est encore renforcée à sa partie inférieure par les fibres de la *bandelette maxillaire,* tractus fibreux étendu de l'angle de la mâchoire à la gaîne du sterno-cléido-mastoïdien, et considérée par quelques auteurs comme un chef accessoire de ce muscle (tendon mandibulaire de l'anatomie comparée).

2° *Le diaphragme stylo-maxillo-pharyngien,* inséré en haut sur la base du crâne, de l'apophyse styloïde à l'épine du sphénoïde, s'étend, en bas, en s'élargissant, de l'angle du maxillaire inférieur au pharynx, en touchant l'os hyoïde. Il est constitué par trois segments :

Un segment *interne, fibreux,* appelé *aileron du pharynx;*

Un segment *moyen, musculaire : les muscles styliens ;*

Un segment *externe, fibreux : le ligament stylo-maxillaire.*

*L'aileron du pharynx* ou *aponévrose stylo-pharyngienne* occupe tout l'espace triangulaire laissé libre entre le muscle stylo-pharyngien en dehors, la paroi latérale du pharynx en dedans et la base du crâne en haut. C'est une lame fibreuse très résistante, représentant, pour quelques auteurs, un véritable tendon d'un muscle en régression ; la présence constatée dans son intérieur de quelques fibres musculaires semble autoriser cette interprétation.

Le segment moyen, musculaire, est constitué par les *muscles styliens,* fleurs rouges du bouquet de Riolan ; le stylo-hyoïdien en arrière ; le stylo-pharyngien au milieu, oblique en bas, en avant et en dedans; enfin le stylo-hyoïdien qui gagne directement la base de la langue.

Le *ligament stylo-maxillaire* et le *ligament stylo-hyoïdien*, les fleurs blanches du bouquet, constituent le segment externe de ce diaphragme. Le premier, adhérant d'abord au muscle stylo-glosse, se dirige ensuite en bas et en avant vers l'angle du maxillaire et s'épanouit à sa partie inférieure en trois groupes de fibres : un groupe postérieur qui se recourbe en arrière en formant la partie profonde de la bandelette maxillaire, et va ensuite gagner la face interne du sterno-cléido-mastoïdien ; un groupe antérieur, qui se recourbe en avant et en haut le long de la branche montante pour aller se confondre avec le ligament sphéno-maxillaire ; enfin un groupe intermédiaire qui s'insère sur l'angle du maxillaire inférieur. Quant au *ligament stylo-hyoïdien*, il va s'attacher, en longeant le muscle de même nom, sur la petite corne de l'os hyoïde. Grâce à cette disposition anatomique, l'espace pré-stylien est fermé en bas et séparé ainsi de la région sus-hyoïdienne.

Abordons maintenant la description des deux espaces secondaires, rétro et pré-stylien, déterminés par la cloison musculo-aponévrotique que nous venons d'analyser.

### 1° Espace rétro-stylien

C'est un prisme à quatre faces, dont la *base supérieure* répond à la base du crâne, au niveau du trou déchiré antérieur et du trou déchiré postérieur ; la *base inférieure* se continue librement en bas avec la région carotidienne. « Il est, sur les côtés, limité par quatre parois : une *paroi antérieure*, formée par le diaphragme qui vient d'être décrit ; une *paroi postérieure*, formée par l'aponévrose prévertébrale,

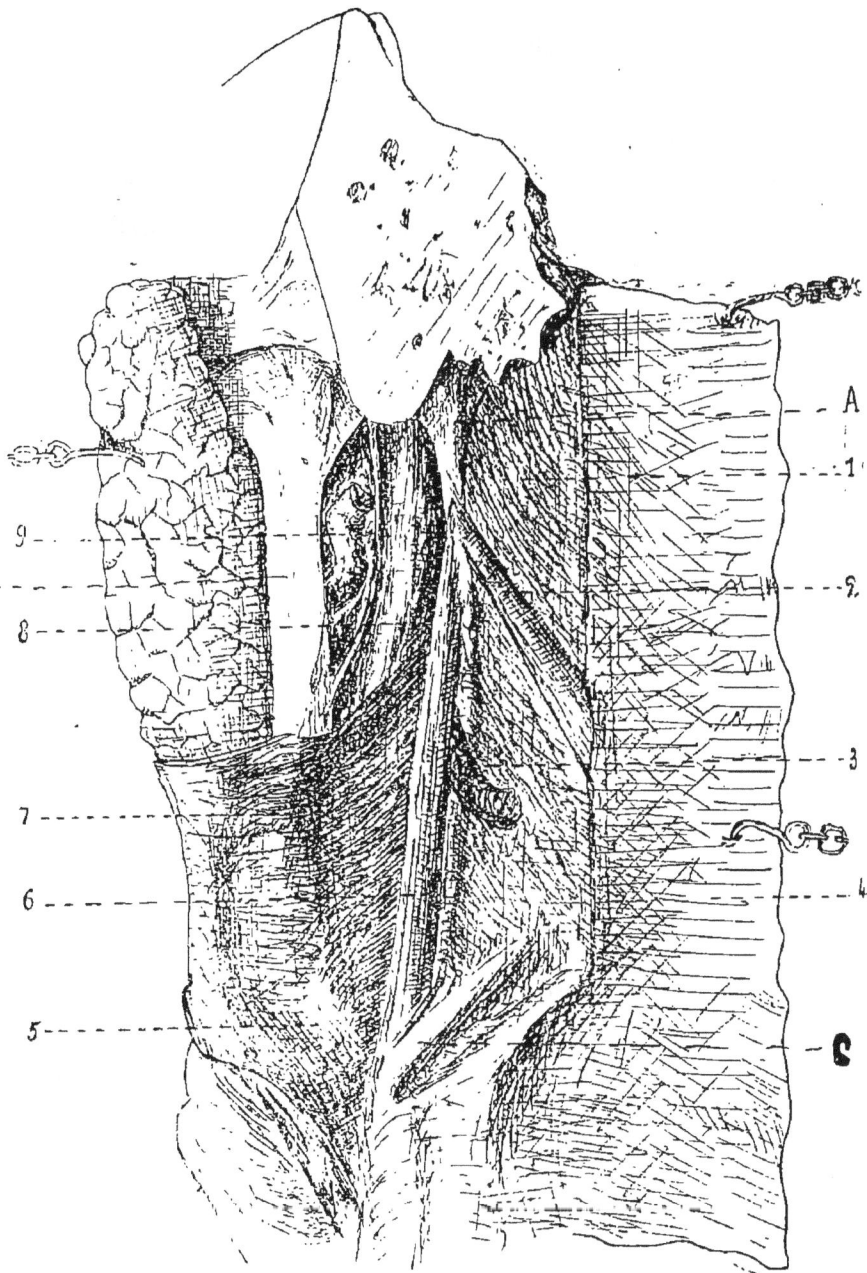

Fig. 2. — Le diaphragme stylo-maxillo-pharyngien, face postérieure, d'après nature (côté gauche de la tête). — A. Apophyse styloïde. — B. Branche montante du maxillaire. — C. Os hyoïde. — 1. Aileron du pharynx. — 2. Muscle stylo-pharyngien. — 3. Artère carotide externe. — 4. Cloison sagittale réclinée. — 5. Saillie de la glande sous-maxillaire. — 6. Muscle stylo-hyoïdien. (Ligament stylo-hyoïdien.) — 7. Saillie de l'angle de la mâchoire et ligament stylo-maxillaire. — 8. Ligament sphéno-maxillaire. — 9. Artère maxillaire interne.

(Gravure extraite du Mémoire déjà cité de M. le professeur GILIS, pag. 28.)

l'aponévrose des scalènes et la cloison transversale du cou ; une *paroi externe* constituée par l'aponévrose cervicale superficielle, et plus spécialement par la gaîne du sterno-cléido-mastoïdien, par le muscle lui-même que renforce le ventre postérieur du digastrique ; une *paroi interne*, représentée par le pharynx et la cloison ·agittale » (Gilis). — La paroi du pharynx présente à ce niveau, de dedans en dehors : la muqueuse doublée d'une sous-muqueuse riche en glandes ; l'aponévrose intra-pharyngienne ; la couche musculaire des constricteurs et enfin l'aponévrose d'enveloppe de ces constricteurs, ou aponévrose péri-pharyngienne.

Voyons maintenant le contenu de cet espace :

*Vaisseaux.* — Les principaux sont : *l'artère carotide interne;* la *veine jugulaire interne* ; *l'artère carotide externe*, à son origine, et *l'artère occipitale*.

Cheminant ensemble verticalement, la carotide interne en dedans, la jugulaire interne un peu en avant et en dehors, ces deux vaisseaux se séparent à la partie supérieure de l'espace pour se porter : l'artère en avant vers le canal carotidien, la veine en arrière, vers le trou déchiré postérieur. Sur la face postérieure de l'artère chemine le pneumogastrique. Artère, veine, nerf, sont chacun enveloppés d'une gaîne propre ; le paquet vasculo-nerveux qu'ils constituent est à son tour enveloppé d'une gaîne commune, la *gaîne vasculaire du cou* insérée en haut à la base du crâne et se continuant en bas avec la gaîne des vaisseaux de la base du cou. Cette gaîne est en rapport par des expansions fibreuses avec les plans aponévrotiques voisins : cloison sagittale et aponévrose moyenne du cou. Elle peut facilement être envahie par le pus.

La *carotide externe* appartient à cet espace par son origine. Elle s'en échappe à peu près à égale distance de l'apophyse styloïde et de l'angle de la mâchoire, pour pénétrer dans la loge parotidienne. Elle s'insinue dans une fente limitée en arrière et en dehors par le muscle stylo-hyoïdien, en avant et en dedans par le ligament stylo-maxillaire sur la conca-vité duquel elle repose en bas. Elle décrit dans l'espace rétro-stylien une courbure à concavité interne qui la rappro-che surtout de l'amygdale (courbure amygdalienne). L'*occi-pitale* se dégage obliquement en haut et en arrière, entre l'apophyse mastoïde et l'apophyse transverse de l'atlas.

Les *nerfs* de l'espace rétro-stylien sont :

*Le glosso-pharyngien* qui, sorti du trou déchiré postérieur, décrit une courbe vers la base de la langue, et, après avoir croisé en dehors la carotide interne, s'engage entre le stylo-pharyngien et le stylo-glosse.

*Le Pneumogastrique*, sorti de trou déchiré antérieur en même temps que la branche interne du spinal, fait partie du paquet vasculo-nerveux du cou précédemment décrit.

*La branche externe du spinal* qui pénètre dans la face pro-fonde du sterno-cléido-mastoïdien après avoir croisé en arrière la jugulaire interne.

*Le grand hypoglosse*, le plus interne et le plus postérieur des nerfs de la région, « se porte en bas, en décrivant une courbe à concavité supérieure ; chemin faisant, il croise obliquement la carotide interne, le pneumogastrique et le glosso-pharyngien qui sont devant lui. Il s'insinue entre la jugulaire interne et le pneumogastrique, et vient ensuite plus bas croiser la carotide externe (point de repère pour la ligature de cette artère) » (P. Gilis).

*Le grand sympathique*, appliqué contre l'aponévrose pré-vertébrale, et contenu dans un dédoublement de celle-ci, n'est par conséquent pas absolument dans l'espace rétro-stylien. Il descend en arrière de la carotide interne.

*Lymphatiques.* — **Au sein du tissu cellulo-adipeux qui**

remplit cet espace et qui est très dense à sa partie supérieure, se trouvent des ganglions lymphatiques, réunis par des anastomoses nombreuses, et qu'on a pu, en dépit d'une dissémination irrégulière apparente, diviser en trois groupes principaux :

*Le groupe postérieur*, composé de petits ganglions échelonnés le long de la face interne du sterno-cléido-mastoïdien, sur les premières branches du plexus cervical, et reliés aux ganglions du triangle sus-claviculaire. Un de ces ganglions peut être envahi dans les néoplasmes malins de la parotide (Thèse de Michaux, Paris, 1883).

*Le groupe externe* est en rapport avec la gaîne vasculaire du cou, surtout au niveau de la face externe de la jugulaire interne. Les ganglions les plus élevés constituent le groupe sous-parotidien et reçoivent les lymphatiques des fosses nasales et de la trompe d'Eustache. Les ganglions inférieurs, plus superficiels, réunissent les lymphatiques des piliers du voile, de l'amygdale, et surtout ceux de la langue (la pointe exceptée). D'où l'importance de leur extirpation dans le cancer de la langue (Poirier et Cunéo).

*Le groupe interne* est constitué par de très petits ganglions rangés le long de la carotide interne. Il faut signaler dans ce groupe un petit amas ganglionnaire juxta-pharyngien, logé dans l'interstice des constricteurs supérieur et moyen, au milieu d'un riche plexus veineux.

La présence de ces nombreux ganglions fait comprendre pourquoi les abcès latéro-pharyngiens fusent rarement en bas dans la région carotidienne. L'infection détermine en effet ici des adéno-phlegmons, et les étapes ganglionnaires successives retardent longtemps la marche du pus.

## 2° Espace pré-stylien

L'espace pré-stylien qu'il nous reste maintenant à décrire a la forme d'un prisme à trois faces : Une *face postérieure* répondant au diaphragme stylo-pharyngien déjà décrit; une *face interne* répondant à l'aponévrose péri-pharyngienne; une *face externe* constituée en avant par le muscle ptérygoïdien interne qui double intérieurement la branche montante du maxillaire, et en arrière par l'aponévrose cervicale superficielle jusqu'au bord antérieur du sterno-cléido-mastoïdien. Des *deux bases*, l'*inférieure* répond à la bandelette maxillaire qui ferme en bas l'espace pré-stylien ; la *supérieure*, crânienne, répond à la grande aile du sphénoïde, aux trous ovale et petit rond.

Ainsi délimité, cet espace pré-stylien comprend la région parotidienne. Le feuillet profond de l'aponévrose parotidienne divise cet espace en *deux loges* : une *postérieure* renfermant la glande parotide ; une *antérieure*, de dimensions moindres que la précédente, mais en rapports importants avec le voile du palais et l'amygdale.

Nous ne parlerons, à propos de la loge postérieure parotidienne de cet espace, que du *feuillet profond de l'aponévrose parotidienne*. Considéré par la plupart des auteurs comme un dédoublement de l'aponévrose cervicale superficielle, ce feuillet aponévrotique commence au niveau du bord antérieur du sterno-cléido-mastoïdien, va tapisser le ventre postérieur du digastrique, puis les muscles styliens, rejoint ensuite le ptérygoïdien interne et, après avoir doublé le bord postérieur de la branche montante du maxillaire inférieur, se fusionne avec le feuillet cervical superficiel. Toutefois ce feuillet parotidien profond n'est pas continu; il présente, en avant de l'apophyse styloïde, un trou ovalaire, l'*orifice pré-stylien* qui s'ouvre vers le pharynx. Cet orifice pré-stylien est limité : en haut, par la base du crâne ; en arrière, par le ligament stylo-maxillaire; en avant, par le ligament sphéno-maxillaire ; en bas, par les fibres qui réunissent ces deux ligaments. Le schéma qui considère l'aponévrose paroti-dienne profonde comme un simple dédoublement de l'apo-névrose cervicale superficielle, « donne une interprétation trop absolue des dispositions anatomiques ». La portion stylienne ou profonde de cette aponévrose se rapporte plutôt aux muscles styliens. Quelques anatomistes considèrent même cette portion stylienne comme le prolongement jusqu'à la base du crâne de l'aponévrose moyenne du cou. « En réalité, l'aponévrose parotidienne n'est pas homogène; elle est faite, si l'on peut s'exprimer ainsi, de morceaux se raccordant entre eux. En effet, le revêtement aponévroti-que de l'excavation est formé : en avant, par l'aponévrose des ptérygoïdiens ; en arrière, par l'aponévrose du ventre postérieur du digastrique et par l'aponévrose des muscles styliens; en dehors, par l'aponévrose cervicale superficielle. Les plans aponévrotiques sont renforcés par les ligaments stylo-hyoïdien, stylo-maxillaire et sphéno-maxillaire » (Gilis). Quelle que soit l'interprétation admise, la loge paro-tidienne est ouverte vers le pharynx, au niveau du *trou pré-stylien*. Un feuillet fibreux étendu de l'apophyse styloïde au ptérygoïdien interne fermerait, pour quelques auteurs, ce trou pré-stylien.

Cette disposition anatomique ne saurait permettre l'exis-tence du prolongement pharyngien de la parotide, prolon-gement d'ailleurs inconstant, rencontré 7 fois sur 12 par Richet, 1 fois sur 8 par M. le professeur Gilis et nié même par Jonnesco.

En réalité, le trou pré-stylien existe et ce n'est qu'excep-tionnellement qu'il est fermé par une lame fibreuse. Il est

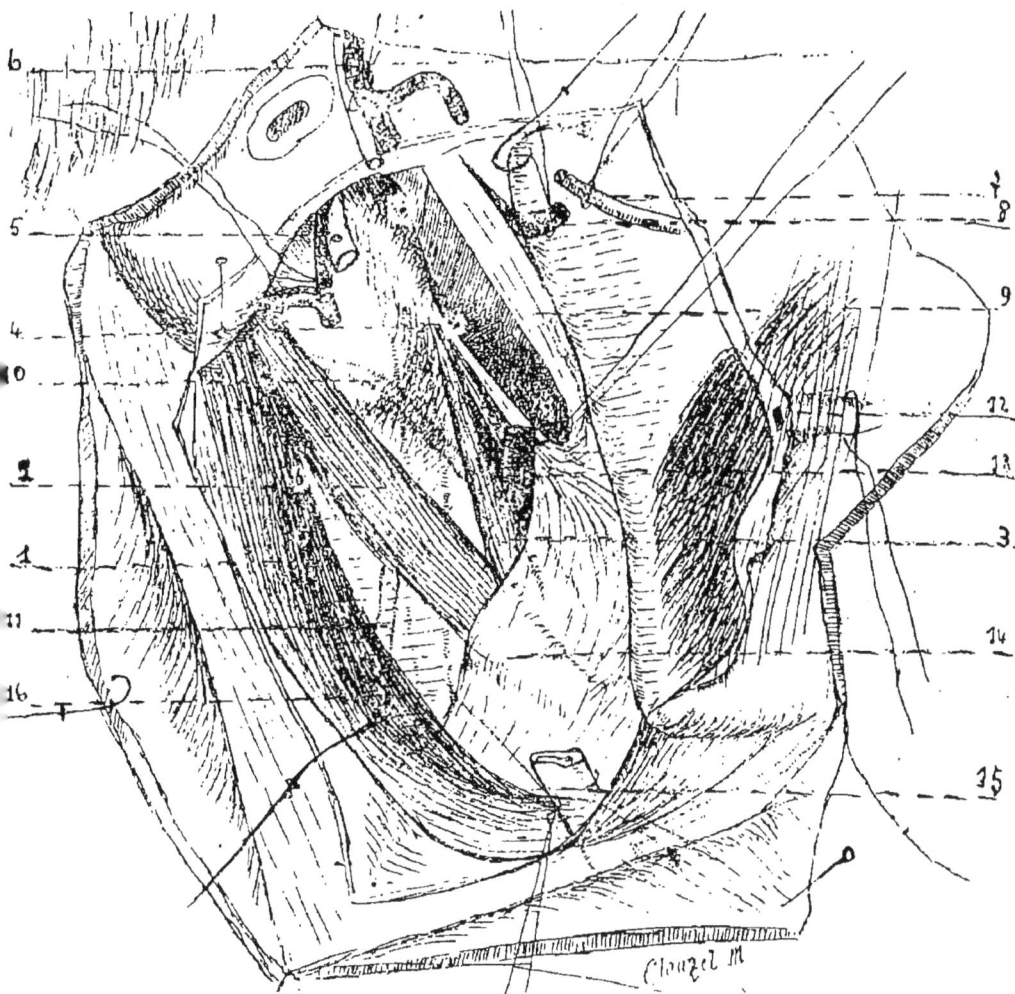

Fig. 3. — La loge parotidienne après l'extirpation méthodique de la glande (d'après nature). — 1. Sterno-cléido-mastoïdien. — 2. Muscle digastrique. — 3. Stylo-hyoïdien. — 4. Orifice interne ou pré-stylien de la loge·parotidienne. —5. Pédicule stylo-mastoïdien (Nerf facial, artère stylo-mastoïdienne).— 6. Pédicule temporal. — 7. Artère transverse de la face. — 8. Artère maxillaire interne. — 9. Ligament sphéno-maxillaire. — 10. Artère occipitale sur la saillie de l'apophyse transverse de l'atlas. — 11. Branche externe du spinal. — 12. Canal de Sténon.— 13. Carotide externe. — 14. Portion inférieure du ligament stylo-maxillaire épanoui. — 15. Veine jugulaire externe. — 16. Veine jugulaire interne. (Des fils sont placés sur les pédicules.)

L'articulation temporo-maxillaire est subluxée en avant pour tendre le ligament sphéno-maxillaire.

(Gravure extraite du Mémoire déjà cité de M. le professeur Gilis, pag. 5.)

occupé par un peloton adipeux qui, lorsque le prolongement pharyngien de la parotide n'existe pas, « présente un aspect spécial, rougeâtre et est enveloppé d'une membrane celluleuse susceptible d'en imposer pour une aponévrose » (Gilis).

Il nous reste maintenant à décrire la partie antérieure de l'espace pré-stylien, qui, à cause de ses rapports importants avec le voile du palais et l'amygdale, a été nommée par Sebileau, *espace sous-glandulaire antérieur*, et qui pourrait encore être appelée *portion para-amygdalienne* de l'espace pré-stylien.

C'est un espace anguleux, limité *en dehors* par le ptérygoïdien interne doublant la branche montante du maxillaire inférieur ; *en arrière*, par le diaphragme stylo-maxillo-pharyngien et l'aponévrose parotidienne profonde ; *en dedans*, il correspond à la partie de la paroi pharyngienne qui contient les piliers du voile et l'amygdale. Répondant *en haut* à la base du crâne, il est fermé *en bas* par l'insertion du stylo-glosse à la langue et du stylo-pharyngien à la capsule amygdalienne. Ses bords sont : l'un, *postéro-interne*, à l'union du diaphragme stylien avec l'aponévrose péri-pharyngienne ; l'autre, *postéro-externe*, à la jonction de l'aponévrose parotidienne profonde avec le feuillet cervical superficiel ; le troisième enfin, *antérieur*, correspond à l'adhérence du fascia pharyngé avec le ligament ptérygo-maxillaire et le bord antérieur de la branche montante. Cette adhérence n'est pas toujours la règle, et quelquefois on trouve à ce niveau une fente étroite livrant passage à un prolongement juxta-pharyngien de la boule de Bichat. Cette fente est d'ailleurs fermée par le gonflement des parties et les contractures musculaires dans le cas d'inflammations pré-styliennes.

En raison de son importance, nous insisterons particulièrement sur la paroi interne, pharyngienne, de cet espace sous-glandulaire antérieur, ou para-amygdalien.

Cette face interne présente à l'étude la paroi du pharynx avec les piliers du voile comprenant entre eux l'amygdale.

Les *piliers du voile* sont constitués : l'*antérieur*, par le muscle glosso-staphylin, qui en occupe la partie la plus postérieure ; le *postérieur*, par le muscle pharyngo-staphylin. Les piliers sont tapissés par une muqueuse à épithélium pavimenteux stratifié et à chorion riche en fibres élastiques (Tourneux). Dans les couches profondes sous-muqueuses se trouvent : 1° des amas de tissu adénoïde faisant partie de l'anneau lymphatique pharyngien de Waldeyer ; 2° des glandes en groupes parfois volumineux et dont le plus important constitue, en avant du pilier antérieur, la glande rétro-molaire. Cette couche sous-muqueuse se prête facilement aux infiltrations diffuses. En dehors de la sous-muqueuse et des muscles des piliers se trouve l'aponévrose intra-pharyngienne, doublée de la couche musculaire des constricteurs. Enfin, tout à fait en dehors, on rencontre l'aponévrose péri-pharyngienne.

L'*amygdale* est située à la partie inférieure de la loge amygdalienne limitée en avant et en arrière par les deux piliers, et dont le fond répond à la paroi pharyngienne. Toutefois la glande ne remplit pas complètement sa loge. Entre le pilier antérieur et l'amygdale se trouve une fente appelée *fossette triangulaire* (Killian) recouverte par un repli muqueux, le *pli triangulaire* qui, dans le cas d'abcès péri-amygdaliens, forme un bourrelet volumineux masquant parfois la partie antérieure de l'amygdale. Au-dessus de l'amygdale se trouve constamment une dépression de forme et de structure variables : c'est la *fossette sus-amygdalienne* de Sappey. Tantôt c'est une excavation régulière, revêtue d'une muqueuse lisse, sans la moindre formation adénoïde : c'est d'ailleurs là une disposition très rare, si on en croit Killian, qui ne l'a rencontrée que dans 7 % des cas. Tantôt on trouve à ce niveau une cavité anfractueuse, à parois plus ou moins infiltrées de tissu adénoïde constituant la partie palatine de l'amygdale, ou *amygdale accessoire* de Tourtual. On a décrit à ce niveau un ensemble de diverticules convergeant vers le centre de la fossette, disposition qui a permis à Killian de donner à cette région le nom de *hile* de l'amygdale.

Une *capsule* fibreuse sépare l'amygdale des constricteurs. Sa résistance, très grande d'après Chassaignac, suffirait à arrêter la marche des foyers purulents. Si elle constitue, dans sa moitié supérieure, une couche dense et ininterrompue, elle est, au contraire, dans sa moitié inférieure, dissociée par des fibres émanées du constricteur supérieur (faisceau lingual) et du stylo-pharyngien (faisceau antérieur ou pharyngo-tonsillaire). A signaler enfin un petit muscle propre à l'amygdale, l'*amygdalo-glosse* de Broca. « L'existence de ce muscle est niée à tort par certains auteurs ; on peut, par une dissection attentive, vérifier son existence. Ce muscle s'insère en haut sur la face externe de l'amygdale et sur la capsule fibreuse. Il descend d'abord verticalement, puis devient transversal ; il pénètre dans la langue, où il s'entrecroise avec celui du côté opposé, en décrivant une courbe à concavité supérieure et interne » (P. Gilis).

*Contenu.* — La *parotide* occupe la loge postérieure de l'espace pré-stylien ; la loge antérieure ne renferme que du tissu cellulo-graisseux traversé par des nerfs et des vaisseaux. Les *nerfs* sont : le *maxillaire inférieur* avec son ganglion otique, le *dentaire inférieur*, le *lingual*, qui traversent la partie toute supérieure de la loge avant de s'engager dans la région ptérygo-maxillaire. Le *rameau lingual du facial* passe en dedans du stylo-glosse et du stylo-pharyngien, chemine sur la paroi latérale du pharynx pour traverser ensuite le constricteur supérieur, s'insinuer entre l'amygdale et le pilier antérieur, et se terminer au niveau de la base de la langue. Le *glosso-pharyngien* n'entre en rapport avec l'espace pré-stylien que par sa partie horizontale.

Les *vaisseaux* sont : l'*artère palatine inférieure* et l'*artère pharyngienne ascendante* accompagnées de leurs veines.

La loge antérieure de l'espace pré-stylien ne renferme qu'exceptionnellement des ganglions lymphatiques. Les ganglions parotidiens et maxillaires sont superficiels, et, à part quelques ganglions, d'ailleurs inconstants, au niveau du ptérygoïdien interne, on peut dire qu'il n'y a pas de ganglions avoisinant immédiatement l'amygdale. En revanche, comme nous l'avons déjà signalé, la sous-muqueuse est très riche en lymphatiques collecteurs, des piliers du voile et de la base de la langue, qui, perforant la paroi du pharynx entre le constricteur supérieur et le constricteur moyen, se rendent aux ganglions jugulaires.

Il nous reste à signaler, à propos du tissu conjonctif qui remplit la loge antérieure de l'espace pré-stylien, sa libre communication à travers l'orifice pré-stylien précédemment décrit, avec celui de la loge parotidienne.

Nous croyons utile, à la fin de cet exposé anatomique, d'insister sur les conséquences qu'entraînent, au point de vue pathologique, la disposition et la nature des parois de cet espace pré-stylien. Un abcès, développé dans cette région, trouve en dehors une barrière inextensible (branche montante du maxillaire inférieur doublée par le ptérygoïdien interne contracturé); il est bridé en arrière par le diaphragme stylo-maxillo-pharyngien, dont les éléments musculaires sont également contracturés ; seule, la paroi interne ou pharyngienne est susceptible d'une distension. Un tel abcès prend rapidement le caractère de l'étranglement, et c'est à travers cette paroi interne, pharyngienne, que pourra se faire son ouverture spontanée ou opératoire.

# DEUXIÈME PARTIE

Après la description anatomique des espaces péri-pharyngiens, nous étudions dans cette deuxième partie les abcès
péri-pharyngiens, avec leur étiologie et leur pathogénie,
leurs symptômes, leur évolution, leur diagnostic, leur pronostic et leur traitement. Leur division est calquée sur la
division anatomique en trois espaces péri-pharygiens, et
c'est ainsi que nous étudions successivement :

Les abcès rétro-pharyngiens,
Les abcès rétro-styliens,
Les abcès pré-styliens.

Ces derniers, considérés jusqu'à ces dernières années
comme des abcès intra-pharyngiens, puisqu'on localisait
leur développement dans la sous-muqueuse du voile et de la
paroi pharyngienne, doivent en réalité, depuis les travaux
d'Arsimoles (1902), être rangés dans la classe des abcès
péri-pharygiens dont ils constituent le groupe pré-stylien.

# I

## ABCÈS RÉTRO-PHARYNGIENS

On désigne sous ce nom les abcès qui se développent dans l'espace *rétro-pharyngien*, décrit plus haut, espace virtuel à l'état normal, situé entre le pharynx et la colonne vertébrale, limité sur les côtés par les cloisons sagittales, en haut par l'apophyse basilaire, et se continuant librement en bas avec le médiastin postérieur.

ÉTIOLOGIE ET PATHOGÉNIE. — Les abcès rétro-pharyngiens sont surtout fréquents dans *le jeune âge*. On en a cependant rencontré chez l'adulte et Bouvier en a même observé un cas chez un vieillard de 72 ans. Mais des statistiques de Gauthier (de Genève), de Gillette, de Bokaï, il semble bien résulter que c'est dans le cours des deux premières années, de la première surtout, qu'ils sont le plus fréquents. Le *sexe* ne paraît pas avoir une grande influence, bien que Schmitz les ait rencontrés plus souvent dans le sexe féminin. L'*état général* joue un rôle important : les cachexies, les causes de débilitation antérieure, les maladies infectieuses, y prédisposent, et l'on voit un grand nombre d'abcès rétro-pharyngiens succéder à la scarlatine, la rougeole, la fièvre typhoïde, l'érysipèle et l'infection urineuse. La scrofule, le lymphatisme, la syphilis, interviennent aussi pour une bonne part dans leur étiologie, soit par débilitation de l'organisme, soit par les lésions muqueuses de voisinage. Les inflammations buccales d'origine dentaire donneraient aussi, dans un certain nombre de cas, naissance à ces abcès. On peut observer, consécutivement à des lésions tuberculeuses de la colonne vertébrale, l'envahissement de l'espace rétro-pharyngien par des abcès froids ossifluents, ou bien le développement à ce niveau d'adénites bacillaires.

Enfin, les plaies et les divers traumatismes du pharynx peuvent aussi parfois déterminer l'infection de l'espace rétro-pharyngien. Les agents microbiens que l'on rencontre dans ces inflammations rétro-pharyngiennes sont de nature diverse. Ce sont ordinairement les hôtes normaux de la cavité buccale : en particulier le staphylocoque et le pneumocoque, etc , et dans quelques cas le bacille de Koch. L'infection se fait par voie lymphatique, et peut venir du pharynx supérieur, des fosses nasales et de l'oreille moyenne.

Anatomie pathologique. — Au point de vue anatomopathologique, les lésions se présentent sous quatre formes différentes : *adéno-phlegmon*, cellulite, abcès froid, adénite tuberculeuse. Les adéno-phlegmons sont de beaucoup les plus fréquents : les ganglions dans lesquels ils se développent sont, ainsi que nous l'avons signalé, situés sur les côtés et dans la partie moyenne de l'espace rétro-pharyngien, et c'est à ce niveau que l'on trouvera le plus souvent l'abcès formé. Gillette donne de ces abcès une division devenue classique, il les distingue :

1° En abcès supérieurs ou naso-pharyngiens, situés sous l'apophyse basilaire ;

2° En abcès moyens, correspondant au pharynx buccal ;

3° En abcès inférieurs, correspondant au pharynx laryngien.

L'abcès, latéral ou bilatéral à son début, peut s'étendre jusque sur la ligne médiane, ou bien, forçant la cloison

sagittale qui le limite en dehors, envahir l'espace rétro-
stylien et devenir un *abcès rétro-latéro-pharyngien*.

Leur volume varie de celui d'une noix à celui d'un œuf
de poule. Le pus est ordinairement jaune, bien lié, quelquefois sanieux et très fétide, à la suite d'infections d'origine
buccale. Dans certaines formes de phlegmons gangréneux,
on peut trouver dans le pus des débris musculaires.

SYMPTOMATOLOGIE. — L'adéno-phlegmon rétro-pharyngien
se présente sous deux formes : une forme *aiguë* et une forme
*subaiguë*. On peut d'ailleurs distinguer dans chacune de ces
formes deux périodes :

1° Une période prodromique dite *angineuse* (Gautier) ;
2° Une période d'état ou période d'*abcès*.

*Forme aiguë. –* a) *Période angineuse.* — Cette période
est assez mal dénommée : il s'agit le plus souvent d'un
coryza et non d'une angine, et il vaut mieux dire *inflammation pharyngienne*, car le terme d'*angine* indique une
maladie infectieuse générale dont l'angine n'est qu'une
manifestation locale. Or, l'abcès rétro-pharyngien est, à son
début, et reste toujours une affection locale. Quoi qu'il en
soit, cette période angineuse semble bien correspondre à un
moment de l'évolution de l'abcès rétro-pharyngien, celui
qui précède la formation du pus, ou du moins la perception
de l'abcès sous forme de tumeur pharyngienne. A cette
période, ce sont des phénomènes généraux qui ouvrent et
dominent la scène : on observe généralement de la fièvre,
des frissons répétés, du délire, des vomissements, des convulsions. Ces symptômes peuvent d'ailleurs manquer dans
certains cas, et la maladie peut, à son début, passer inaper-
çue. Parmi les phénomènes subjectifs, le plus marqué est
la difficulté de la déglutition : le jeune enfant, puisqu'il

s'agit le plus souvent de celui-ci, ne peut avaler, les liquides refluent vers la bouche et le nez ; si c'est un nourrisson, la succion est gênée. A un âge plus avancé, le malade se plaint de douleurs, d'élancements, de fourmillements dans la bouche et le pharynx. Les phénomènes objectifs se réduisent à un peu de rougeur, un peu de gonflement de la muqueuse pharyngée. Au bout de quelques jours, la maladie passe à la seconde période.

b) *Période d'abcès.* — Deux symptômes dominent la scène : la dysphagie et la dyspnée. L'enfant essaie de prendre le sein, mais, aux premières tétées, la douleur le fait se rejeter en arrière, et se refuser à continuer. La dysphagie devient telle, que le petit malade n'ose plus même avaler la salive, et la laisse couler par le coin de la bouche.

La dyspnée, parfois très intense, pouvant même menacer l'existence, est due à l'occlusion du larynx par la tumeur pharyngienne. La voix est rauque, basse, quelquefois presque éteinte. Le cou est raide, immobilisé, avec, dans quelques cas, un léger degré de torticolis.

L'examen direct du pharynx montre, non plus maintenant une rougeur diffuse de la muqueuse, mais une tuméfaction rougeâtre, faisant saillie soit sur la partie médiane, soit, le plus souvent, sur l'une des parties latérales. Mais il arrive que l'on ne peut bien ouvrir la bouche de l'enfant, et c'est par le toucher que l'on se rend compte de la tuméfaction et que l'on constate un simple empâtement phlegmoneux, ou une fluctuation nette indiquant la formation du pus. Pour pratiquer le toucher, la tête de l'enfant devra être immobilisée et retenue sur la poitrine d'un aide ou du chirurgien lui-même. L'index introduit dans la gorge sent tout d'abord une tuméfaction diffuse ; il recherche le point exact où la fluctuation est le plus nette, et où devra porter

l'incision. Cette forme aiguë est la forme ordinaire des abcès
rétro-pharyngiens. Le pus se collecte habituellement dans
l'espace de quatre à huit jours. Il y a pourtant des cas
exceptionnels, à marche suraiguë, véritablement foudroyants;
ces formes graves peuvent s'observer chez des sujets débi-
lités par une maladie antérieure.

*Forme subaiguë*. — Cette forme est moins fréquente que
la précédente. La période angineuse y dure de huit à quinze
jours, et la résolution, bien que possible, n'est parfois sim-
plement qu'apparente, car, au bout de plusieurs semaines,
la suppuration apparaît. L'évolution peut d'ailleurs être très
lente, et c'est le cas pour les abcès froids et les adénites rétro-
pharyngiennes tuberculeuses. Du reste, ces adénopathies ne
vont pas sans d'autres manifestations ganglionnaires cervicales.

Diagnostic. — C'est même, d'après toutes ces diverses
adénopathies, c'est en se basant sur l'hérédité, sur l'état
général du sujet, l'allure torpide de la maladie, que l'on fera
le diagnostic de la forme subaiguë. Lorsque le pus est nettement formé, dans le cas, par exemple, d'abcès froids ossifluents, le diagnostic de la nature de la collection se fera par
la recherche des lésions vertébrales et par le toucher.

C'est d'ailleurs l'examen direct et le toucher qui sont le
plus utiles pour le diagnostic des adéno-phlegmons aigus.
Dans le cas où ils seraient impraticables, la dysphagie, la
dyspnée, le gonflement du cou, les signes généraux de la
suppuration, fourniraient de précieux indices.

Les phénomènes généraux de la première période sont
communs à beaucoup de maladies de l'enfance, et les phénomènes nerveux ont pu faire croire souvent à une *ménin-
gite*. La dysphagie et la dyspnée se retrouvent encore dans

nombre d'affections infantiles : *laryngite striduleuse, croup, œdème de la glotte, corps étrangers des voies aériennes*. D'où la nécessité et l'importance capitale de l'examen direct du pharynx.

PRONOSTIC. — Le pronostic des abcès subaigus est bénin. Celui des adéno-phlegmons aigus dépend surtout du traitement. Non traité, l'abcès rétro-pharyngien n'a aucune tendance à s'ouvrir spontanément. La mort survient par asphyxie, ou par complications du côté des voies aériennes. Dans certains cas, le phlegmon diffuse dans le tissu cellulaire du cou, et descend jusque dans le médiastin postérieur. S'ouvrirait-il d'ailleurs, que le pronostic n'en vaudrait guère mieux : l'évacuation est toujours insuffisante, la maladie suit son cours, et l'on a vu quelquefois l'irruption brusque du pus dans les voies aériennes être une cause directe de mort.

L'incision précoce, au contraire, amène une détente immédiate et la guérison est toujours à peu près sûre et rapide. Nous croyons toutefois devoir rapporter ici que M. le docteur Variot a observé, au moment de l'ouverture chirurgicale d'abcès rétro-pharyngiens chez les enfants, deux cas de mort qu'il attribue non à l'irruption du pus dans les voies aériennes, mais à une action réflexe par inhibition du bulbe. « En raison des cas de mort qui sont survenus, il convient d'avertir la famille. Ce ne sera sans doute pas grave, mais on demande à être assisté de deux confrères de la localité. Grâce à ces précautions, si l'enfant succombe, aucune accusation malveillante ne pourra être portée[1]. » D'ailleurs une issue heureuse est de beaucoup la plus fréquente.

TRAITEMENT. — Dans les adénites tuberculeuses rétro-pharyngiennes, comme dans toutes les adénopathies bacillaires, le *traitement général* joue le plus grand rôle.

[1] *Journal des Praticiens*, 18 mars, 1905, p. 168.

Pour les adéno-phlegmons aigus, il n'y a pas de traitement médical. Si l'expectation peut être admise pendant les quelques jours de période prémonitoire angineuse, l'incision doit être pratiquée dès que l'on constate la fluctuation. L'incision se fait par la voie buccale avec un bistouri dont la pointe seule demeure libre, le reste de la lame étant préalablement entouré d'un bout de linge ou de coton.

L'enfant est mis dans la position de l'adénotomie : un aide le prend sur ses genoux, maintenant les jambes du petit malade entre les siennes, pendant que la main droite fixe solidement la tête et que la gauche contient les bras. Un ouvre-bouche est la plupart du temps nécessaire ; on peut parfois se contenter d'un abaisse-langue étroit. On incise de bas en haut, la lame dirigée en haut, au niveau du point déclive de la fluctuation, sur la ligne médiane. L'incision doit être de 2 centimètres environ. On retire immédiatement l'ouvre-bouche et on renverse en bas et en avant la tête de l'enfant pour éviter la pénétration du pus dans les voies aériennes. La poche se vide bien, son évacuation est accélérée par les cris de l'enfant et complétée par la compression à l'aide de tampons montés. On termine par un nettoyage complet de la gorge à l'eau oxygénée dédoublée.

Un examen minutieux de l'arrière-pharynx sera fait les jours suivants, et en cas de rétention on débridera les lèvres de la plaie à la sonde cannelée. Lavage à l'eau oxygénée dédoublée ; instillation d'huile mentholée (1/200) dans le nez. Le soir de l'opération, purgatif léger pour éviter du côté digestif les accidents septiques possibles après l'ingestion de pus. L'anesthésie est ici rejetée par à peu près tous les chirurgiens, comme inutile et dangereuse. Telle est la méthode de choix pour l'ouverture des abcès rétro-pharyngiens. Une détente rapide suit l'intervention : la dysphagie et la dyspnée disparaissent rapidement et tout rentre dans l'ordre. Quelques complications en diminuent la bénignité : la *syncope* soit par inhibition bulbaire (Variot), soit par irruption brusque du pus dans les voies aériennes, irruption qui peut aussi, mais très rarement d'ailleurs, être une cause d'*asphyxie*. L'*hémorragie* par ouverture d'un gros vaisseau doit être encore signalée comme complication immédiate de l'intervention. Elle est toutefois très rare et à peu près impossible, la collection purulente refoulant *en dehors* le paquet vasculo-nerveux logé dans l'*espace rétro-stylien*. Comme complications tardives, il convient de citer la *septicémie* rare, amenée par une infection secondaire, et les complications broncho-pulmonaires. Il faut enfin noter que parfois le petit malade est amené dans un état asphyxique tel qu'une trachéotomie préalable pourra être nécessaire.

C'est pour éviter la plupart de ces complications rares, mais possibles, au cours de l'intervention classique par la voie buccale, que quelques chirurgiens ont proposé d'autres procédés opératoires. Watson Cheyne, Reverdin et Burckhardt préconisent la voie cutanée sterno-cléido-mastoïdienne, en avant ou en arrière du muscle; on arrive sur l'abcès en disséquant la région carotidienne : procédé précis, élégant, sans danger, qui assure un bon drainage, en dehors du milieu buccal très septique. Mais c'est une intervention beaucoup plus difficile pour le praticien, qui emploiera plus volontiers l'incision par voie buccale, très simple, ne nécessitant pas l'anesthésie, et qui dans l'immense majorité des cas sera suivie d'une guérison rapide et définitive. On a proposé encore l'évacuation du foyer purulent avec un trocart, pour éviter le passage du pus dans le larynx. Enfin Moure préfère, quand elle est possible, l'incision au galvano-cautère qui se maintiendrait plus longtemps béante que la section au bistouri. C'est en somme à l'incision classique par voie buccale qu'il vaudra mieux s'adresser.

## Observation Première

Abcès rétro-pharyngien consécutif à une mastoïdite : Guérison. (Due à l'obligeance de M. le docteur Toubert, médecin-major de 1ʳᵉ classe, professeur agrégé au Val-de-Grâce.)

B..., soldat au 4ᵉ régiment d'infanterie, atteint, au cours d'un congé, de mastoïdite d'origine grippale, est opéré d'urgence en ville, le 3, puis le 9 juillet 1903. Il entre au Val-de-Grâce le 17 août, et l'on constate l'état suivant : tuméfaction énorme autour de l'oreille droite, étendue en largeur de l'orbite à la nuque, et en hauteur du pariétal à la clavicule. Incisions et contre-ouvertures multiples. Etat général mauvais. Le 19 août, M. le médecin-major Toubert enlève tout ce qui reste de l'apophyse mastoïde, sauf le massif du facial, et établit de nouvelles contre-ouvertures aux points déclives de ce vaste décollement. Le 26 août, les abcès du cou et du crâne étaient presque guéris, quand une tuméfaction apparaît sur la paroi postérieure du pharynx, faisant saillie dans la bouche et gênant la déglutition. Cet abcès rétro-pharyngien est ouvert par la bouche le 28. L'orifice reste fistuleux jusqu'à la fin de septembre : une injection de liquide poussée par la plaie mastoïdienne ressort par l'orifice de l'abcès rétro-pharyngien. En 1904, le malade écrit que toutes les fistules se sont fermées et, en 1905, la guérison persiste.

(*Archives internationales d'Otologie et de Laryngologie,* 1905.)

## Observation II

Abcès rétro-pharyngien consécutif à une otite moyenne : mort. (Weil, *Monatsch. für Ohrenh.* 1881, page 43, rapporté par Collinet, thèse de Paris, 1897.)

Petite fille de 9 mois, ayant un double écoulement d'oreille depuis un certain temps, est prise, le 17 juin, d'oppression et refuse la nourriture. Le 19 juin, dyspnée, un peu de fièvre, pas d'enrouement. Écoulement abondant de pus par les deux oreilles. Les ganglions du cou sont très volumineux. Impossible de voir la gorge de l'enfant ; on l'examine par le toucher, et l'on trouve à la paroi postérieure du pharynx un gonflement tendu, mais non fluctuant. Une ponction exploratrice ramène du pus ; on fait alors une incision par laquelle le pus sort en abondance. Tous les symptômes disparaissent, l'enfant dort bien. Quelques jours après, la dyspnée reparaît. On constate que l'abcès s'est reformé, on l'incise.

Jusqu'au 24 juin, l'enfant va bien ; lavages d'oreille à l'eau boriquée Les parents cessent la douche d'air. Ce jour-là la dyspnée revient. L'abcès s'est reproduit, mais il n'est pas assez volumineux pour expliquer l'oppression. Grande incision qui donne peu de pus. La gêne de la respiration persiste ; il y a œdème secondaire de la glotte. L'enfant meurt le lendemain.

*Autopsie :* La cause de la mort est bien l'œdème ; l'abcès, un peu à gauche de la ligne médiane, est complètement vidé. Il avait été produit par une suppuration des ganglions consécutive elle-même à la suppuration de l'oreille. Les deux caisses tympaniques étaient pleines de pus. Aucune autre lésion en dehors de l'œdème de la glotte.

## ABCÈS RÉTRO-STYLIENS

Les abcès rétro-styliens sont ceux qui se développent au niveau de l'espace rétro-stylien, décrit plus haut, partie postérieure du grand espace maxillo-pharyngien ou latéro-pharyngien supérieur. Leur siège anatomique les individualise nettement, et la présence au sein de cet espace du paquet vasculo-nerveux du cou entouré de ses trois groupes ganglionnaires explique quelques symptômes spéciaux et quelques complications possibles de ces abcès, en même temps qu'elle précise les indications et la technique opératoires : c'est à l'étude de ces points particuliers que nous nous attacherons le plus.

ETIOLOGIE ET PATHOGÉNIE. — Ces abcès sont moins fréquents que les rétro-pharyngiens, dont ils ne sont dans quelques cas que l'extension après effraction de ces derniers à travers la cloison sagittale. Leur étiologie est, pour une bonne part, la même. L'infection vient d'une muqueuse du voisinage : bouche, pharynx, fosses nasales, trompe d'Eustache, oreille moyenne ; elle est favorisée par un mauvais état général. Ces abcès ne sont plus, comme les rétro-pharyngiens, spéciaux à l'enfance, et les adultes en sont le plus souvent atteints.

ANATOMIE PATHOLOGIQUE. — Comme dans l'espace rétro-pharyngien, on peut ici se trouver en présence de trois ordres de lésions : inflammation du tissu cellulaire ; *adéno-phlegmons* ; adénites bacillaires. Les *adéno-phlegmons* sont encore ici les plus fréquents et de beaucoup les plus intéressants. Nous avons vu, dans l'étude anatomique de la région, que l'on pouvait diviser les ganglions de cet espace en trois groupes : un groupe postérieur, un groupe interne, un groupe externe. L'infection peut envahir à la fois et également les trois groupes ganglionnaires ; mais, le plus souvent, elle prédomine dans l'un d'eux, et cette localisation sur un seul groupe explique le déplacement variable du paquet vasculo-nerveux, surtout dans les cas d'abcès volumineux. Si l'abcès est développé aux dépens du groupe interne, les gros vaisseaux sont refoulés en dehors, et l'abcès fait saillie sur la face latérale interne du pharynx où on pourra l'inciser sans danger. Si, au contraire, ce sont les ganglions externes qui sont pris, la carotide interne, située en dedans de la collection, pourra être repoussée vers le pharynx, déplacement qui rend dangereuse l'incision pharyngienne.

SYMPTOMATOLOGIE ET ÉVOLUTION. — Nous ne parlerons que pour les signaler des adénites tuberculeuses développées dans cet espace, qui ont la même évolution et à peu près la même symptomatologie que les autres adénites tuberculeuses du cou, avec lesquelles d'ailleurs elles coexistent le plus souvent.

L'*adéno-phlegmon* de l'espace rétro-stylien présente une évolution généralement aiguë. On observe des phénomènes généraux : fièvre, frissons, vomissements. Chez les enfants, on rencontre plus fréquemment qu'à propos des adéno-phlegmons rétro-pharyngiens, des convulsions dont on explique la fréquence par la compression des nerfs spinal et pneumogastrique. Cette même compression du pneumogastrique serait la cause du hoquet que certains auteurs ont signalé. Il y a de plus de la dysphagie et de la dyspnée, mais celle-ci serait moindre que dans les abcès rétro-pharyngiens.

C'est surtout par l'examen direct que se fera le diagnostic de ces abcès. On voit, occupant à l'extérieur la partie supéro-latérale du cou, une tuméfaction, d'autant plus apparente que l'inflammation siègera dans les ganglions du groupe externe. La peau est, à ce niveau, douloureuse, empâtée, œdémateuse Si l'on examine la gorge du malade, on constate un gonflement rougeâtre, surtout prédominant du côté malade, repoussant en avant le pilier postérieur, refoulant l'amygdale vers la ligne médiane. Le toucher, combiné à la palpation de la région angulo-maxillaire, permettra de délimiter la tumeur, d'en préciser le siège, d'en rechercher la fluctuation. Le doigt devra surtout s'attacher à percevoir les battements de la carotide parfois refoulée contre la paroi du pharynx. C'est un point très important pour le mode opératoire.

L'abcès rétro-stylien peut s'ouvrir spontanément soit dans le pharynx, soit au cou, au niveau de l'angle de la mâchoire. La collection purulente peut aussi fuser en bas dans la gaîne vasculaire.

En dehors des complications ordinaires des abcès péripharyngiens, l'abcès rétro-stylien peut donner lieu à une complication particulière et très grave : *l'ulcération vasculaire.* Le vaisseau lésé est tantôt la carotide ou la jugulaire internes tantôt une branche de la carotide externe. Rien ne fait ordinairement prévoir cette redoutable complication. On ne la découvre que le jour où se produit dans le pharynx une hémorragie répétée ou foudroyante, ou bien encore au moment de l'intervention pour l'ouverture de l'abcès.

PRONOSTIC. — On voit par là combien peut devenir grave

le pronostic des abcès rétro-styliens, et combien il importe d'en faire un diagnostic précoce Celui-ci sera fait sûrement par l'examen direct et le toucher pharyngien.

TRAITEMENT. — Comme dans les abcès rétro-pharyngiens, il ne faut pas compter sur une résolution rare ni attendre l'ouverture spontanée. Dès que le pus est collecté, il faut inciser. Dans les cas où l'abcès bombe nettement dans le pharynx et que le doigt explorateur ne sent pas les battements artériels, on est autorisé à intervenir par la voie pharyngienne, d'après la technique précédemment indiquée à propos des abcès rétro-pharyngiens. Ce mode opératoire, possible à la rigueur dans les cas où l'abcès repousse en dehors de lui le paquet vasculaire, est à rejeter absolument lorsque, formé aux dépens du groupe ganglionnaire externe, l'abcès a rejeté contre le pharynx le paquet vasculo-nerveux.

C'est à la voie cutanée latéro-cervicale qu'on aura recours. L'anesthésie générale est ici indispensable. On a le choix entre deux procédés :

1° *Procédé pré-mastoïdien.* — Incision de la peau et de l'aponévrose, le long du bord antérieur du muscle sterno-cléido-mastoïdien ; dissection couche par couche, à la sonde cannelée jusqu'aux gros vaisseaux. Un aide, ayant introduit un doigt dans la bouche pour repousser en dehors la paroi latérale du pharynx, l'opérateur apprécie du doigt la situation de l'abcès, et l'ouvre à la sonde cannelée. Désinfection, drainage.

2° *Procédé rétro-mastoïdien.* — L'incision, longue d'environ cinq centimètres, suit le bord postérieur du muscle sterno-cléido-mastoïdien, commençant en haut à deux travers de doigt au-dessous de la pointe de l'apophyse mastoïde. On divise l'aponévrose cervicale moyenne, et, se repérant sur le sommet d'une apophyse cervicale transverse, on récline muscle et paquet vasculo-nerveux. La sonde cannelée dilacère les tissus infiltrés et ouvre l'abcès. Evacuation, désinfection, drainage. Cette méthode est plus facile que la précédente, car on reste loin des gros vaisseaux du cou.

Au cas d'ulcération des parois vasculaires, des hémorragies secondaires peuvent survenir. Une ligature rapide sera indispensable, et comme il est très difficile de connaître la source exacte de l'hémorragie, il sera bon de lier d'emblée la carotide primitive.

## Observation III

### (personnelle)

Abcès rétro-stylien ouvert spontanément en arrière du pilier postérieur. — Guérison.

Il s'agit d'un ouvrier mineur âgé de 42 ans, domicilié aux environs de Bessèges, où j'étais, par intérim, médecin de la Compagnie houillère  Je suis appelé, le 5 août 1905, vers 7 heures du soir. L'affection remonte à une huitaine de jours environ : son début a été marqué par de la fièvre, de la douleur de gorge. Les jours suivants apparaissait une dysphagie telle que le malade ne pouvait plus, depuis la veille, avaler des liquides, ce qui l'avait décidé à faire appeler le médecin. Je trouve le malade debout, dans un état général assez bon. Sa voix est enrouée et basse. Il n'y a pas de dyspnée. Je constate au niveau de l'angle de la mâchoire et du sterno-cléido-mastoïdien du côté droit une tuméfaction de la peau qui est rouge, chaude et douloureuse. L'examen de la gorge montre une tuméfaction très saillante au niveau de la paroi latérale du pharynx, en arrière du pilier postérieur. Le toucher révèle à ce niveau la présence bien nette du pus et le doigt ne perçoit aucun battement. Je remets l'intervention au lendemain et me borne à prescrire un gargarisme antiseptique. Je revois le malade le lendemain matin de bonne heure, prêt à inciser son abcès par la voie bucco-pharyngienne. Mon intervention ne fut pas nécessaire, la collection purulente s'était vidée spontanément dans la nuit, pendant que le malade se gargarisait. L'ouverture se trouve en arrière du pilier postérieur. Des pressions exercées au niveau de la tuméfaction cervicale, combinées à la compression pharyngienne, achèvent d'évacuer le pus. Détente rapide. Pas de phénomènes de rétention. Le malade reprenait son travail au bout de quelques jours.

### Observation IV

Abcès rétro-stylien consécutif à une otite moyenne suppurée (Natier, statistique de la Polyclinique d'Otologie ; *Revue internationale de rhino-otologie*, 1894, n° 17, page CXXXV ; parue dans la thèse de Collinet, Paris, 1897).

Enfant de un an. Ecoulement d'oreille. Adénite de la région mastoïdienne depuis quinze jours. Troubles de la déglutition. Tuméfaction du volume d'un œuf derrière l'angle de la mâchoire. Fluctuation. Saillie de l'amygdale et du pilier antérieur gauche. Incision sur le bord antérieur du sterno-cléido-mastoïdien. Ouverture de l'abcès sous le muscle. La pression sur l'amygdale achève de vider l'abcès. Plus d'écoulement d'oreille. Guérison.

### Observation V

Abcès rétro-stylien consécutif à une otite moyenne et compliqué d'ulcérations de la carotide interne. — *Mort*. (Broca et Schmid, *Archives internat. d'otologie et de laryngologie*, 1896, p. 575. Thèse de Collinet, Paris, 1897.)

H..., 22 ans, éprouve, à la suite d'un coryza, des douleurs dans le côté droit de la tête, avec raideur du cou du même côté, gêne de la déglutition et tuméfaction ganglionnaire

4

vers l'angle de la mâchoire. Après amélioration légère de ces accidents, apparaissent, au bout d'un mois et demi environ, des signes d'otite moyenne pour lesquels on fait une para-centèse du tympan. Malgré cette intervention, surviennent de la fièvre, des frissons, de l'inappétence, de la diarrhée, des vomissements, de la dysphagie et de la difficulté de la parole, symptômes qui décident le malade à entrer à l'hô-pital, un mois après le début des accidents du côté de l'oreille.

On note alors un gonflement diffus des régions sterno-mastoïdienne et sous-maxillaire droite. Inclinaison de la tête de ce côté. Par le conduit auditif, écoulement purulent abondant qui augmente quand on presse de bas en haut dans la région sous-angulo-maxillaire. Sur le côté droit du pharynx, tumeur molle, dépressible, douloureuse, soulevant l'amygdale et les piliers. Le malade crache souvent de la salive mélangée avec du pus. T. 38°6. Somnolence. Incision dans la région parotidienne.

Ouverture avec le doigt et la sonde cannelée de la poche purulente séparée de la cavité pharyngienne par la muqueuse seule. La poche se prolongeait au-devant du rachis. Aucune lésion de l'apophyse ; mais ostéite de la face inférieure du rocher, au fond du conduit auditif. Réaction fébrile intense le soir même (40°6) ; amélioration dès le lendemain, et, deux jours après, température normale. Léger louche d'albumine dans les urines. Trois jours après l'intervention, hémorragie buccale abondante qu'on calme momentané-ment et qui reparaît au bout de quelques heures pour emporter le malade en dix minutes.

*Autopsie:* La poche maxillo-pharyngienne s'étendait en arrière du pharynx. Ulcération de cinq millimètres sur la carotide interne. Léger orifice de la paroi pharyngienne faisant communiquer la poche avec le pharynx. Ostéite du conduit auditif externe. Muqueuse de la caisse rouge, friable, épaissie.

### Observation VI

Fistule mastoïdienne. Abcès latéro-pharyngien. Tiépanation de l'apophyse et de la caisse. Incision de l'abcès. Guérison. (Broca et Lubert-Baron : *Les suppurations de l'apophyse mastoïde et leur traitement*, Paris, 1895, page 52.) (Parue dans la thèse de Collinet, Paris, 1897.)

Cr. Émilienne, 3 ans 1/2, est présentée, le 24 avril 1893, à la consultation de l'hôpital Trousseau. Elle avait eu, en 1892, la coqueluche, puis la rougeole et la fièvre typhoïde (?). Depuis, elle n'a jamais été rétablie, a eu de la gourme, des maux d'yeux, des croûtes dans le nez. Six mois après, otorrhée, puis gonflement rétro-auriculaire incisé deux fois ; depuis deux mois, il persiste une fistule.

L'enfant est malingre ; fièvre de temps en temps. Fistule rétro-auriculaire à droite.

Le 25, respiration gênée, mal de gorge ; on trouve en arrière de l'amygdale droite un gonflement rénitent, dont l'incision au bistouri donne issue à un flot de pus. Membrane détruite, caisse pleine de granulations. Amélioration.

Le 1er mai, l'abcès s'est reproduit.

Le 2, trépanation de l'apophyse et de la caisse, ablation des osselets malades, puis, séance tenante, incision, le long du bord postérieur du sterno-mastoïdien et drainage large de l'abcès latéro-pharyngien. Le doigt, introduit dans la poche, alla jusqu'au pharynx ; mais en se portant vers la face interne de la mastoïde, il n'y sentit aucune dénudation.

Le 4 juin, guérison presque complète.

En décembre, incision d'un adéno-phlegmon sous-maxillaire gauche (carie dentaire). Guérison le 15 janvier.

Revue en septembre 1894. Etat local et général excellent.

# III

## ABCÈS PRÉ-STYLIENS

Ce sont les abcès développés au niveau de la loge antérieure, pré-stylienne, de l'espace latéro-pharyngien supérieur.
Cette loge est comblée par du tissu cellulaire lâche, sans
ganglions lymphatiques, de telle sorte que nous ne nous
trouvons plus ici en présence d'adéno-phlegmons, mais bien
d'inflammations du tissu cellulaire. La porte d'entrée de
l'infection est l'amygdale. Partie de l'amygdale, l'infection
peut suivre plusieurs voies : ou bien envahir la glande elle-
même et donner lieu au phlegmon de l'amygdale ; ou bien
se diriger dans le tissu cellulaire sous-muqueux du voile ;
ou bien encore gagner le tissu cellulaire de la loge pré-stylienne.

ANATOMIE PATHOLOGIQUE. — Nous ne parlerons pas ici du
phlegmon de l'amygdale, qui sort du cadre de notre travail.
Certains auteurs, et en particulier Killian, placent les abcès
péri-amygdaliens dans la fossette rétro-amygdalienne. En
réalité, si l'inflammation débute très souvent à ce niveau (et
nous verrons le rôle important du pôle supérieur de l'amygdale à propos de l'étiologie de ces abcès), elle n'y reste pas
localisée, et se transmet rapidement au tissu cellulaire pré-
stylien. Parfois même il existe des abcès en bouton de
chemise, mais il est rare que la collection purulente siège
seulement dans la fossette rétro-amygdalienne.

On admettait, jusqu'à ces dernières années, que l'abcès

péri-amygdalien se développait dans le tissu cellulaire lâche sous-muqueux du pharynx et du voile, sous-muqueuse très riche en réseaux lymphatiques et en glandes. En réalité, le tissu sous-muqueux forme à ce niveau une couche de faible épaisseur, peu extensible, et qui n'offre guère de place que pour une infiltration en nappe mince.

Ce siège ne doit pas être cependant complètement rejeté; il y a des cas où l'abcès fuse par cette voie et vient bomber et s'ouvrir au niveau du voile. Il y a en effet communication entre le tissu sous-muqueux rétro-amygdalien et celui du voile du palais (Gilis).

Des recherches anatomiques et expérimentales sur la région pré-stylienne ont, dans ces dernières années, démontré que la collection purulente péri-amygdalienne ne peut pas se développer aisément ailleurs que dans la loge pré-stylienne. (Arsimoles, thèse de Toulouse, 1902.) C'est là, semble-t-il, le cas de beaucoup le plus fréquent, quoique des observations nécropsiques fassent défaut. Arsimoles a réalisé expérimentalement ces abcès pré-styliens, en injectant de la paraffine à travers la paroi du pharynx, au niveau de la fossette sus-amygdalienne *(fig. 4)*. La dissection de cet abcès artificiel montre que: 1° la loge pré-stylienne est seule capable de permettre le développement de la collection purulente; 2° les déformations de la paroi pharyngienne sont les mêmes que celles observées dans les abcès pathologiques; 3° quelle que soit la force avec laquelle on pousse l'injection, la matière injectée n'envahit jamais la loge rétro-stylienne. L'individualité de l'abcès pré-stylien est donc ainsi nettement établie.

Les dispositions anatomiques, exposées dans la première partie de notre travail, commandent ici encore l'histoire clinique de ces abcès. Nous ne sommes plus en présence d'adéno phlegmons puisque le tissu cellulaire pré-stylien ne

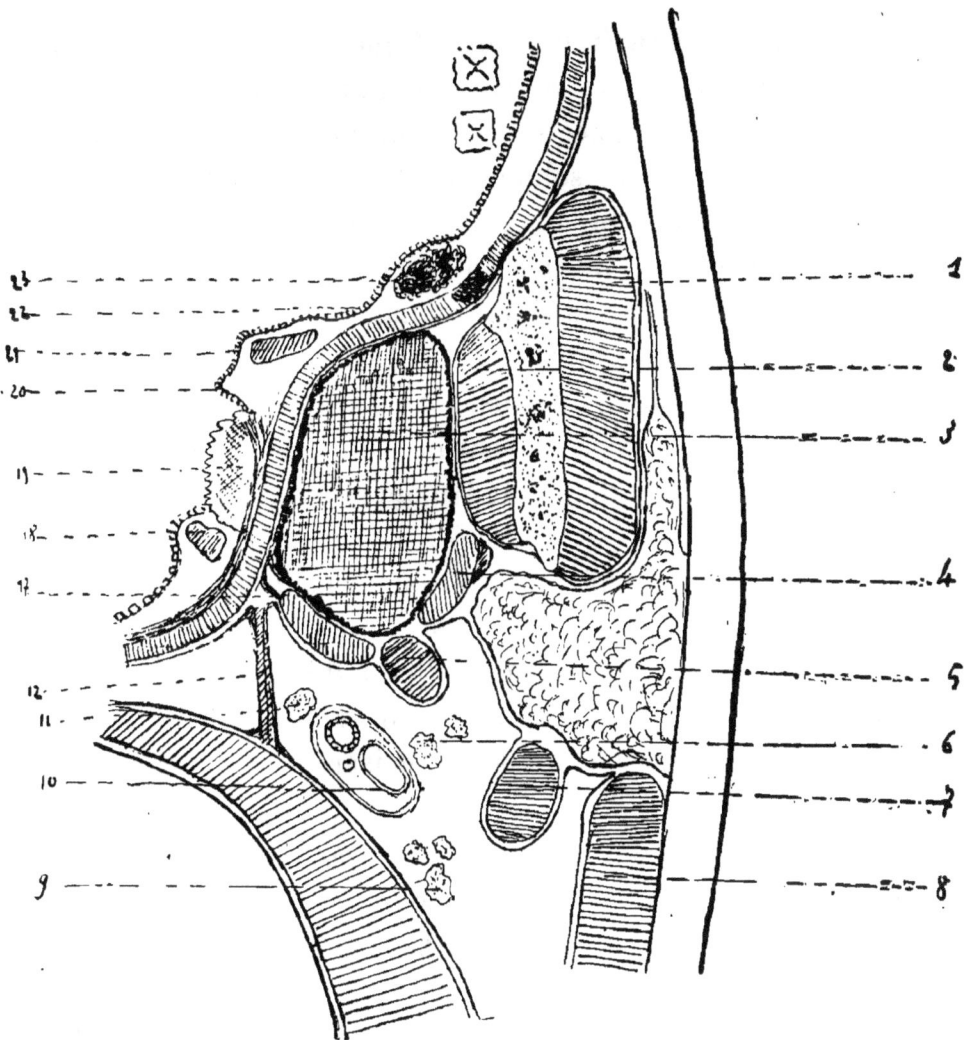

Fig. 4. — Coupe transversale schématique de l'espace maxillo-pharyngien. La partie para-amygdalienne de l'espace pré-stylien est distendue par une masse de gélatine (d'après Arsimoles ; modifiée).

1. Muscle masséter. — 2. Muscle ptérygoïdien interne. — 3. Masse emplissant l'espace pré-stylien. — 4. Muscle stylo-glosse. — 5. Muscle stylo-hyoïdien. — 6. Groupe externe des ganglions rétro-styliens.— 7. Muscle digastrique.— 8. Muscle sterno-cléido-mastoïdien. — 9. Groupe postérieur des ganglions rétro-styliens. — 10. Paquet vasculo-nerveux du cou. — 11. Groupe interne des ganglions rétro-styliens.— 12. Cloison sagittale.— 13. Aponévrose péri-pharyngienne.— 14. Muscle constricteur. — 15. Aponévrose intra-pharyngienne. -- 16. Muqueuse du pharynx. (Par erreur, les numéros 13, 14, 15, 16, n'ont pas été reproduits sur le cliché).— 17. Muscle stylo-pharyngien et aileron du pharynx. — 18. Pilier postérieur. — 19. Amygdale. — 20. Saillie du pli triangulaire. — 21. Pilier antérieur. — 22. Boutonnière de Lemaistre. — 23. Glande rétro-molaire.

(Gravure extraite du Mémoire déjà cité de M. le professeur Gilis, pag. 47.)

renferme pas de ganglions lymphatiques. L'infection, venue de l'amygdale, gagne le réseau lymphatique sous-muqueux, et de là envahit l'espace pré-stylien. Le pus se collecte là dans une cavité close, solidement fermée en dehors par la branche montante du maxillaire inférieur, doublée du ptérygoïdien interne, limitée en bas par la bandelette maxillaire et en arrière par le diaphragme stylo-maxillo-pharyngien, qui s'oppose à l'envahissement de la loge rétro-stylienne. Le pus ne peut fuser en avant dans la fosse ptérygo-maxillaire, bien que parfois l'adhérence entre l'aponévrose péri-pharyngienne et l'aponévrose du ptérygoïdien interne ne soit pas très rigoureuse. Le pus ne peut guère dès lors que refouler la paroi interne pharyngienne, susceptible seule de se laisser distendre. C'est de ce côté que porte tout l'effort, surtout au niveau du pilier antérieur : c'est cette portion de la paroi pharyngienne qui vient bomber dans la cavité buccale et c'est là qu'il faut inciser.

Etiologie et pathogénie. — Les abcès pré-styliens sont assez fréquents, bien qu'on les confonde souvent avec des angines phlegmoneuses ou des abcès de l'amygdale. Leur siège anatomique doit cependant les faire distinguer de ces dernières affections, qui sont endo-pharyngiennes, tandis que l'abcès pré-stylien est nettement péri-pharyngien.

Ces abcès ne sont plus l'apanage de l'enfance. Leur maximum de fréquence correspond à l'âge adulte. Ils sont une affection exclusivement locale et primitive, ou bien, au contraire, ils surviennent au cours d'une maladie générale : en première ligne, il faut signaler l'abcès pré-stylien compliquant une scarlatine, ou succédant à une amygdalite aiguë. C'est, en effet, l'amygdale qui est la porte d'entrée de l'infection, et on retrouve souvent dans les antécédents d'un malade porteur d'un abcès pré-stylien, une série d'amygdalites à répétition, et l'examen direct révèle chez lui des amygdales hypertrophiées. L'exagération de la disposition lacunaire au niveau de la fossette sus-amygdalienne, ou encore l'oblitération de cette fossette par des replis anormalement développés ou par des adhérences, semblent devoir être mises en cause dans la grande majorité des cas (Botey). Ici, comme en d'autres points de l'organisme, la cavité close exalte la virulence des germes pathogènes, qui vont ensuite, par la voie lymphatique, envahir le tissu cellulaire pré-stylien. Parmi les microbes rencontrés dans le pus de ces abcès, c'est le streptocoque qui doit le plus souvent être mis en cause.

SYMPTOMATOLOGIE. — L'abcès pré-stylien peut commencer par une période prodromique (anorexie, malaises, sécheresse de la gorge) ou au contraire débuter brusquement par des phénomènes généraux intenses (fièvre, frissons répétés, céphalée). En même temps apparaissent de la dysphagie, de la gêne dans l'articulation des mots, du trismus. La tête est immobilisée et penchée du côté malade. On peut trouver du gonflement du cou et quelquefois de l'adénopathie cervicale. A l'examen direct, si l'on peut vaincre le trismus, qui d'ailleurs est d'origine réflexe et cède au chloroforme, on trouve une tuméfaction rouge, plus ou moins saillante dans la cavité bucco-pharyngienne, dans la plupart des cas unilatérale, siégeant au niveau du pilier antérieur du voile du palais. L'abcès repousse en dedans et en avant le pilier antérieur, et peut s'étendre en avant jusqu'aux dernières molaires, en arrière sur le voile du palais et la luette, qui sont œdématiés. A l'exploration digitale, on éprouve au niveau du tiers supérieur du pilier antérieur une sensation particulière ; le doigt trouve à ce niveau une région plus molle, déprimée en une sorte de boutonnière où il peut facilement s'engager. C'est le *signe de Lemaistre* (de Limoges). Celui-ci considère les lèvres de cette boutonnière comme formées par des faisceaux du glosso-staphylin, écartés les uns des autres. M. le professeur Gilis pense plutôt, avec Arsimoles, que la boutonnière de Lemaistre correspond à l'intervalle qui sépare le pilier antérieur du voile de la glande rétro-molaire. « Cet intervalle, parfois marqué sur les pharynx normaux par une légère dépression, répond à un point faible de la paroi pharyngienne. L'aponévrose intra-pharyngienne, qui s'est perdue en arrière, en se dissociant sur la capsule de l'amygdale, n'existe plus à ce niveau, de sorte que le constricteur vient s'accoler à la muqueuse dans le fond de la dépression qui sépare le pilier antérieur et le bourrelet rétro-molaire. C'est en ce point aminci que l'abcès viendrait faire saillie et qu'on percevrait sa fluctuation » (Gilis).

Les symptômes vont en s'accentuant quelques jours ; puis vient une période d'état qui se termine, si on n'intervient pas, par l'ouverture spontanée de l'abcès dans la cavité buccale. Cette ouverture peut d'ailleurs se faire en des points divers : région sus-amygdalienne, pilier antérieur, voile du palais. L'évacuation du pus marque la fin de la maladie, qui dure en moyenne huit à dix jours. Il arrive parfois que le pus se reforme dans la suite, et l'on peut observer, surtout s'il existe des lésions de l'amygdale, des abcès péri-amygdaliens à répétition.

L'abcès pré-stylien peut se présenter sous des formes cliniques plus graves, avec des phénomènes généraux très intenses, délire, céphalalgie, prostration très marquée. C'est dans ces formes qu'on a pu observer quelques cas de mort.

Une complication grave, mais heureusement assez peu fréquente, est l'*hémorragie artérielle*, succédant le plus souvent à l'ouverture spontanée de l'abcès. La source de ces hémorragies ne saurait être ni la carotide interne, ni la carotide externe ; nous avons vu en effet dans l'étude anatomique de l'espace pré-stylien que celui-ci renferme seulement des artères secondaires : palatine ascendante, branche de la faciale, et pharyngienne ascendante, branche de la carotide externe. L'hémorragie des gros vaisseaux est l'apanage des seuls abcès rétro-styliens. A signaler encore comme complications possibles : la propagation de l'abcès dans l'espace rétro-stylien, la gangrène du pharynx, l'irruption du pus dans les voies aériennes, au moment de l'ouverture spontanée. Enfin, Arsimoles a cité dans sa thèse une observation de M. le docteur Escat (de Toulouse), observation que nous rapportons plus loin, de la mort subite survenue au cours de l'intervention opératoire. M. Escat attribue la mort « à un spasme réflexe du larynx, compliquant un œdème de la base de la langue, de l'épiglotte et des parties supérieures du larynx ».

PRONOSTIC. — Bénin dans l'immense majorité des cas, il doit cependant être réservé. Sur 36 cas observés par M. le docteur Escat, on trouve un cas de mort, ce qui donne une mortalité de 2,75 pour 100.

TRAITEMENT. — « Le traitement chirurgical des abcès pré-styliens n'a été longtemps admis qu'avec beaucoup de réserve par les praticiens. Sans parler des médecins qui, comme Trousseau, préconisaient l'abstention thérapeutique complète, beaucoup de chirurgiens, Verneuil en particulier, n'étaient pas partisans de l'incision systématique » (Gilis). Il existe, il est vrai, un traitement médical ; mais on l'emploiera seulement si l'on observe le malade dès le début de l'affection, pour essayer d'obtenir la résolution de l'abcès. On calmera la douleur et la dysphagie par des gargarismes antiseptiques, de grandes irrigations chaudes, des collutoires, des pulvérisations. On donnera du salol à l'intérieur. Mais il ne faudra pas s'attarder trop longtemps à ces prescriptions médicales, et, si la résolution ne se produit pas, il faut, dès que le pus est formé, intervenir chirurgicalement. On a même recommandé l'incision précoce comme traitement abortif (Mac-Kimmie). Un des meilleurs signes de l'opportunité de l'intervention est la constatation de la boutonnière de Lemaistre. Mais s'il n'existe pas, et si l'examen direct montre un grand accroissement de la voussure du pilier antérieur et du voile du palais, en même temps que les phénomènes douloureux s'exacerbent rapidement, il ne faut pas hésiter. Divers procédés ont été proposés pour l'ouverture des abcès pré-styliens.

1° Chiari pratique une incision sur une ligne transversale passant par la base de la luette, à un centimètre et demi ou deux centimètres en dehors du pilier antérieur.

2° Lemaistre incise dans la boutonnière qui porte son nom, au niveau du tiers supérieur du pilier antérieur du voile du palais. Il faut enfoncer le bistouri à un centimètre et demi au moins de profondeur, et plutôt plus que moins (Escat). Après anesthésie locale, et le bistouri n'ayant de libre que la portion suffisante de la pointe, on incise en dirigeant le tranchant parallèlement au plan sagittal, ou même un peu obliquement de dehors en dedans vers le raphé médian postérieur. Il y a tout avantage à faire une grande incision ; la poche se vide d'ordinaire aussitôt.

Il peut se faire que l'écoulement du pus ne s'effectue que quelques heures après. Le pus évacué, on fera des lavages antiseptiques de la poche, et on empêchera la fermeture p hâtive de l'incision.

3° Moure (de Bordeaux) fait l'incision au point de Lemaistre, mais il se sert du galvano-cautère.

4° Ruault se sert de crochets spéciaux dont il est l'inventeur, et fait une véritable discision des tissus pour arriver sur l'abcès.

5° Barth repère d'abord le siège de l'abcès : au point où le malade accuse une douleur plus vive, il fait une ponction exploratrice à la seringue de Pravaz pour rechercher la présence du pus. Il pratique l'incision au même point et l'agrandit par l'écartement des mors d'une pince à forcipressure, introduite d'abord fermée dans l'incision.

6° Killian fait pénétrer dans la fossette sus-amygdalienne une sonde rigide qu'il enfonce en haut et en dehors jusqu'à l'apparition du pus. On introduit ensuite dans l'orifice une pince fermée et on le dilate en ouvrant l'instrument dans le sens vertical. Pendant deux jours de suite, on recommence cette manœuvre.

Ces divers procédés tendent au même but, mais certains offrent des inconvénients. Les procédés par dilacération des tissus, en particulier ceux de Barth et de Ruault, sont très pénibles pour le patient Celui de Killian paraît encore le plus simple et le moins douloureux de tous. On peut reprocher à l'usage du galvano-cautère un retard dans la cicatrisation ; on a pu observer, consécutivement à son emploi, des fistules rebelles. Quant aux procédés par incision à travers le pilier antérieur, on peut leur objecter : la douleur de l'incision pratiquée au sein d'un tissu épais et très dense ; la difficulté de préciser le point de repère en cas d'œdème considérable; l'inoculation des tissus traversés pendant le retour de l'instrument ; la répugnance du praticien à porter dans la région péri-amygdalienne le bistouri comme aussi le galvano-cautère, surtout quand il faut les enfoncer profondément. Quant à la lésion des gros vaisseaux, on en a exagéré les dangers. La carotide interne est constamment séparée de la loge pré-stylienne par le diaphragme stylo-maxillo-pharyngien.

Quant à la carotide externe, elle perfore ce diaphragme, mais devient aussitôt intra-parotidienne : elle n'est, en réalité, rapprochée de l'amygdale que dans la portion toute initiale de son trajet, au niveau de la courbure amygdalienne.

De tous ces divers procédés, il nous semble que deux surtout doivent se partager la faveur des praticiens : celui de Killian, qui a parfois pour lui la préférence du médecin pour les instruments mousses ; celui de Lemaistre, à point de repère facile et précis, d'exécution simple et rapide, à résultat décisif. Chacun de ces deux procédés peut d'ailleurs présenter quelques indications spéciales tirées de l'état particulier du malade : trismus trop intense pour permettre le maniement du bistouri, indication moins nette de l'incision, etc.

L'abcès ouvert, le traitement n'est pas achevé. Il reste à prévenir des récidives possibles chez des malades dont la région amygdalienne est le siège d'une infection chronique. Il faut faire la prophylaxie des abcès pré-styliens par une toilette de la région. Ce traitement préventif consistera soit dans la discision des cryptes amygdaliennes, soit dans l'ablation du pôle supérieur de l'amygdale, soit mieux encore dans l'extirpation totale de la glande.

### Observation VII

*Abcès péri-amygdalien développé dans le voile du palais.* (Inédite. Due à l'obligeance de M le professeur Gilis.)

M. X..., 33 ans, de Montpellier ; bonne constitution ; sujet aux angines. Commence à se plaindre de la gorge le 1ᵉʳ avril 1906. T. 38° le matin, 38° 5 le soir. Le 2, la fièvre persiste ; l'état est stationnaire ; le 3, rémission légère, la déglutition paraît plus facile. T. 37° 3 le matin, 38° le soir. Le 4, la T. émonte : 38° 3 m. et 30° soir. Le 5, la fièvre se maintient :

langue sale, déglutition difficile. La moitié gauche du voile du palais est rouge, tuméfiée, mais dure. Le 6, déglutition de plus en plus gênée, les aliments liquides remontent par le nez. La tuméfaction de la moitié gauche du voile, du pilier antérieur gauche est augmentée. M. le docteur Toubert voit le malade avec M. le professeur Gilis ; il s'assure d'abord que la fossette sus-amygdalienne ne renferme pas de pus. Une pince à forcipressure est introduite fermée et retirée ouverte. Rien ne s'écoule. Devant ce résultat, une incision au bistouri est pratiquée sur le voile du palais, en un point situé au milieu de l'espace qui s'étend entre le bord de la luette et le pilier antérieur gauche. L'incision est agrandie à la sonde cannelée. Un pus épais et fétide s'écoule. Les jours suivants, il fallut déboucher cet orifice avec un stylet. La fièvre tomba rapidement. Le malade était complètement guéri le 9 avril.

### Observation VIII

*Abcès péri-amygdalien succédant à une angine. Ouverture par le procédé de Killian. Guérison.* (Inédite. Due à l'obligeance de M. le médecin-major Toubert, professeur agrégé au Val-de-Grâce.)

Cr..., du 2$^{me}$ génie. Salle Tissié, lit 7. En traitement du 31 mars au 11 avril 1905. Angine depuis le 20 mars, avec œdème velo-palatin prédominant à gauche. Ouverture par le procédé de Killian, le 1$^{er}$ avril. Issue de pus abondante. Guérison rapide.

### Observation IX

*Abcès péri-amygdalien succédant à une angine. Ouverture par le procédé de Killian. Guérison.* (Inédite. Due à l'obligeance de M. le médecin-major Toubert.)

M..., 2$^{me}$ génie. Salle Tissié, n° 3. En traitement du 6 au 11 janvier 1906. Angine récente à droite. Œdème vélo-palatin depuis le 5 janvier. Ouverture d'urgence par le procédé de Killian. Guérison rapide.

## Observation X

*Abcès péri-amygdalien Ouverture spontanée. Guérison.* (Inédite. Due à l'obligeance de M. le médecin-major de 1re classe Toubert.)

G..., soldat au 2e génie, traité du 25 février au 19 mars 1905, salle Lallemand, lit 8. Entré à l'hôpital de Montpellier avec troubles respiratoires faisant songer à l'œdème sus-glottique consécutif à une angine aiguë. Œdème vélo-palatin énorme à droite, dissimulant l'amygdale. Dans un effort de nausée pendant l'examen, l'abcès se rompt dans la fossette sus-amygdalienne. Guérison rapide.

## Observation XI

*Abcès péri-amygdalien succédant à une angine aiguë. Ouverture par le procédé de Killian. Guérison.* (Inédite. Due à l'obligeance de M. le médecin-major Toubert )

J .., 2e génie, salle Tissié, lit 2. En traitement du 3 au 16 mars 1905. Angine aiguë récente. Œdème vélo-palatin considérable, surtout à gauche ; il suffit de toucher la fossette sus-amygdalienne avec le bout de la sonde cannelée pour que le pus sorte à flots. Elargissement par dilacération de l'orifice. Guérison rapide.

## Observation XII

*Abcès péri-amygdalien consécutif à une angine. Ouverture spontanée. Guérison.* (Inédite, due à l'obligeance de M. le médecin-major Toubert.)

S..., 2e génie, salle Tissié, n° 7. Traité du 12 au mars 1905. Angine depuis 8 jours. Œdème vélo-palatin bilatéral, prépondérant à droite. L'ouverture de l'abcès se fait spontanément dans la fossette sus-amygdalienne droite. Guérison.

### Observation XIII

*Abcès péri-amygdalien, au cours d'une scarlatine. Ouverture par le procédé de Killian. Guérison. (Inédite. Due à l'obligeance de M. le médecin-major Toubert )*

V..., 16ᵉ escadron du train. Scarlatine depuis le 8 mars. Le 23 mars, œdème phlegmoneux vélo-palatin. Ouverture, par le procédé de Killian, le 25 à droite et le 30 à gauche. Apyrexie immédiate. Guérison.

### Observation XIV

*Abcès péri-amygdalien consécutif à une angine. Incision de Lemaistre. Guérison. (Inédite. Due à l'obligeance de M. le médecin-major Toubert.)*

C..., 2ᵉ génie. Du 11 au 18 janvier 1906, salle Tissié, n° 22, Angine récente à droite. Œdème considérable du voile et du pilier antérieur. Incision d'urgence par l'interne du service : procédé de Lemaistre. Dégonflement lent. Evacuation imparfaite. Guérison.

### Observation XV

*Abcès péri-amygdalien consécutif à une angine. Ouverture par le procédé de Killian. Guérison. (Inédite Due à l'obligeance de M. le médecin-major Toubert.)*

T. .., 2ᵉ génie. Du 22 mars au 3 avril 1906, salle Tissié, n° 21. Angine récente. Œdème vélo-palatin énorme à gauche. Ouverture immédiate pendant mon absence, par le procédé de Killian. Issue de flots de pus. Deux jours après, je réagrandis l'ouverture. Guérison rapide.

### Observation XVI

*Abcès péri-amygdalien consécutif à une angine, ouvert par le procédé de Killian. Guérison.* (Inédite. Due à l'obligeance de M. le médecin-major Toubert.)

T..., 2ᵉ génie, du 2 au 15 avril 1906, salle Tissié, lit 17. Angine récente. Aspect phlegmoneux du voile et du pilier antérieur gauche. Ouverture sus-amygdalienne par le procédé de Killian. Guérison rapide.

### Observation XVII

*Abcès péri-amygdalien consécutif à une série d'amygdalites. Ouverture par le procédé de Killian. Guérison.* (Inédite. Due à l'obligeance de M. le médecin-major Toubert.)

M. X..., colonel en traitement au Val-de-Grâce, en 1904. Amygdalites à répétition. En un mois deux abcès sus-amygdaliens à 15 jours d'intervalle. Ouverture par le procédé de Killian. Les amygdales avaient été enlevées un an avant. Après le dernier abcès, ablation de ce qui restait du pôle supérieur de l'amygdale. Guérison définitive.

### Observation XVIII

*Abcès péri-amygdaliens à répétition. Amygdalectomie. Guérison* (Inédite Due à l'obligeance de M. le médecin-major Toubert.)

M. Y..., aide-major, élève au Val-de-Grâce en 1904. Hypertrophie amygdalienne. Abcès péri-amygdaliens à répétition ouverts successivement par les procédés de Lemaistre et de Killian. Le malade donne la préférence à ce dernier. Ablation des amygdales et surtout des pôles supérieurs. Guérison définitive.

5

## Observation XIX

*Fistule consécutive à un abcès péri-amygdalien ouvert par le procédé de Moure.*
(Inédite. Due à l'obligeance de M. le médecin-major Toubert.)

B.. , sous-officier de cuirassiers. Angines à répétition. Abcès sus-amygdalien à gauche en 1901. Ouverture par le procédé de Moure (galvano-cautère à travers le pilier antérieur). Fistule qui a persisté deux mois.

## Observation XX

*Fistule consécutive à l'ouverture spontanée d'un abcès péri-amygdalien.*
(Inédite. Due à l'obligeance de M. le médecin-major Toubert.)

M. Z..., capitaine, en traitement pour syphilis. Infection sus-amygdalienne intercurrente. Refuse l'incision. Ouverture spontanée sus-amygdalienne. Fistule qui ne se ferme qu'au bout de trois mois.

## Observation XXI

*Abcès péri-amygdalien compliqué d'œdème de l'épiglotte avec terminaison mortelle.* (Du Dr Escat (de Toulouse). Parue dans la thèse d'Arsimoles : *Les Abcès péri-amygdaliens.* Toulouse, 1902, p. 151.)

Mme X..., âgée de 60 ans, est sujette à des angines phlegmoneuses peu graves, qu'elle laissait toujours s'ouvrir spontanément. En interrogeant les antécédents de la malade, je n'obtiens que des renseignements négatifs. On ne lui connaît pas de tare pathologique.

Le 5 avril 1902, je suis appelé par son fils, le Dr X..., pour un abcès péri-amygdalien dont elle souffrait à nouveau, et je vois la malade à 7 heures du soir. A ce moment, elle présentait seulement un écartement maximum des mâchoires de deux centimètres ; voix amygdalienne, inintelligible ; ganglion de Chassaignac engorgé du côté gauche ; tirage par œdème collatéral du larynx, survenu depuis quelques heures; anxiété, pâleur et sueur de la face, orthopnée, dysphagie très vive. L'examen local était impossible sans éclairage frontal. A 8 heures et demie, le tirage et l'anxiété ont augmenté. A l'aide de l'éclairage frontal, je constate une voussure typique énorme du voile à gauche ; cette voussure est bien plus considérable que dans les cas habituels. L'index, introduit dans la bouche avec difficulté, indique une certaine élasticité. Je pratique l'abaissement forcé de la langue à l'abaisse-langue. A la suite de cet examen, et sans différer, je fais une incision de Lemaistre, profonde de un centimètre et demi, qui ne ramène pas de pus, mais seulement du sang en quantité très modérée L'abaissement forcé de la langue a augmenté la douleur et le tirage qui devient menaçant. Aussitôt après l'incision, la face se cyanose et une syncope respiratoire se produit sous nos yeux, presque subitement. Je recours, sans perdre une seconde, aux tractions rythmées de la langue, qui restent sans résultat; la respiration artificielle demeure également négative. L'air ne passait pas par le larynx. Je pratique alors le toucher pharyngien ; la base de la langue et l'épiglotte paraissent œdématiés. Je me précipite chez moi pour chercher une canule à trachéotomie, et, moins de dix minutes après, je faisais la trachéotomie suivie de la respiration artificielle, sans obtenir de résultats ; la mort était définitive.

J'attribue cette mort à un spasme réflexe du larynx compliquant un œdème de la base de la langue, de l'épiglotte et des parties supérieures du larynx.

# CONCLUSIONS

I. Le tissu cellulaire péri-pharyngien est divisé en deux grands espaces principaux : l'espace rétro-pharyngien et l'espace latéro pharyngien supérieur (Gilis) — espace maxillo-pharyngien des classiques.

1° L'espace rétro-pharyngien se continue librement en bas avec le médiastin postérieur ; ses limites latérales (cloisons sagittales) ne constituent pas une barrière infranchissable pour la suppuration qui succède à l'infection des ganglions qu'il renferme et qui sont spéciaux à l'enfance.

2° Une formation musculo-aponévrotique, le diaphragme stylo-maxillo-pharyngien, divise le grand espace latéro-pharyngien supérieur en deux espaces secondaires :

*a) L'espace rétro-stylien,* en arrière, ouvert en bas vers la gaîne des gros vaisseaux de la base du cou et renfermant le paquet vasculo-nerveux du cou et trois groupes ganglionnaires en rapports importants avec les vaisseaux.

*b) L'espace pré-stylien,* en avant, espace clos, quasi virtuel, ne contenant ni gros vaisseaux, ni nerfs importants, ni ganglions lymphatiques, et en rapports immédiats avec l'amygdale et les piliers du voile.

II. A chacun de ces espaces anatomiques correspond une variété d'abcès péri-pharyngiens : les abcès rétro-pharyngiens, rétro-styliens, pré-styliens. Les dispositions anatomiques de chacun de ces espaces commandent la nature, le développement, l'évolution et les complications des abcès qui leur correspondent, ainsi que les indications de l'intervention et sa technique. C'est ainsi que :

1° Les abcès rétro-pharyngiens sont en général des adéno-phlegmons, spéciaux aux premières années de la vie. Ils peuvent fuser dans le médiastin postérieur (évolution familière aux abcès froids) ou bien effondrer la cloison sagittale et envahir l'espace rétro-stylien. Leur pronostic est en général bénin. Une ouverture au bistouri, par la voie bucco-pharyngienne, doit devancer leur ouverture spontanée, toujours tardive et insuffisante ;

2° Les abcès rétro-styliens sont encore des adéno-phlegmons dont le point de départ se trouve dans les muqueuses voisines. La présence des gros vaisseaux et de nerfs importants explique les complications possibles dont l'hémorragie constitue la plus grave. De l'évolution de l'abcès et du déplacement du paquet vasculo-nerveux dépend le mode opératoire : Incision pharyngienne si les gros vaisseaux sont refoulés en dehors ; incision cutanée (en avant ou en arrière du sterno-cléido-mastoïdien) si la carotide interne vient battre contre la paroi latérale du pharynx. La voie cutanée est la plus sûre ;

3° Les abcès pré-styliens, sous la dépendance d'une infection amygdalienne, représentent les abcès péri-amygdaliens dont on localisait le développement dans la sous-muqueuse du voile et des piliers. Le pus, rapidement sous tension dans cette cavité close qu'est la loge pré-stylienne, refoule en dedans l'amygdale et en avant le pilier antérieur. L'ouverture spontanée est possible ; elle est le plus fréquent e au niveau de la fossette sus-amygdalienne. Une intervention précoce doit la devancer, et parmi tous les procédés préconisés, il nous paraît que deux surtout sont à retenir : l'incision de Lemaistre et l'ouverture par le procédé de Killian. Enfin une amygdalectomie totale mettra sûrement à l'abri des récidives.

# NOTES BIBLIOGRAPHIQUES

ARNOZAN et MOURE. — Art. Pharynx du Dict. encycl. des sc. méd. Paris, 1897. 2ᵐᵉ série.

ARSIMOLES. — Des Abcès péri-amygdaliens. Thèse de Toulouse, 1902

BOTEY. — Congrès internat. de médecine en 1900. Section d'otol. et laryngologie.

COLLINET. — Suppurations du cou consécutives aux affections de l'oreille moyenne, de la mastoïde et du rocher. Thèse de Paris, 1897.

DUPLAY et RECLUS. — Traité de chirurgie. Tome V. 1ʳᵉ édit.

ESCAT. — Traité médico-chirurgical des maladies du pharynx. Paris, 1902.

P. GILIS. — La région parotidienne et l'espace maxillo-pharyngien. Montpellier et Paris, 1905.

GILLETTE. — Des abcès rétro-pharyngiens idiopathiques. Thèse de Paris, 1867.

JOURNAL DES PRATICIENS. — Année 1905, n° 11.

LAURENS. — Chirurgie oto-rhino-laryngologique. Paris, 1906. (In Traité de Médecine opératoire et de Thérapeutique chirurgicale, de Berger et Hartmann).

LEMAISTRE. — Phlegmon péri-amygdalien. (Assoc. franç. pour l'avancem. des sc., XIXᵉ session. Limoges, 1890. — Semaine Médicale, 1890.)

MOURE. — Abcès amygdaliens et péri-amygdaliens. Diagnostic et traitement. (Presse Médicale, août 1901, n° 68. — Revue hebd. de laryngol., 1888, tome VIII.)

—      De l'ouverture des abcès péri-amygdaliens. (Journal de Médecine de Bordeaux, 1898, n° 7.)

POIRIER et CHARPY. — Traité d'Anatomie humaine. Tome IV.

Ruault. — Maladies de la bouche et du pharynx. (*In* Traité de médecine de Charcot et Bouchard, 2ᵉ édit., tome IV.)

— Sur un nouveau procédé opératoire applicable à l'ouverture des abcès péri-amygdaliens. (Mercredi Médical. Janvier 1893, n° 3. — Anal., *in* Annales des maladies de
l'oreille, vol. I, 1894.)

Testut. — Traité d'Anatomie humaine. 4ᵉ édit., tome IV.

Testut et Jacob. — Traité d'Anatomie topographique, avec appli-
cations médico-chirurgicales. 1905.

Tillaux. — Chirurgie clinique. 5ᵉ édit. 1900. Tome I.

— Traité d'Anatomie topographique. 11ᵉ édit. 1903.

# SERMENT

En présence des Maîtres de cette Ecole, de mes chers Condisciples et devant l'effigie d'Hippocrate, je promets et je jure, au nom de l'Être Suprême, d'être fidèle aux lois de l'honneur et de la probité dans l'exercice de la Médecine. Je donnerai mes soins gratuits à l'indigent et n'exigerai jamais un salaire au-dessus de mon travail. Admis dans l'intérieur des maisons, mes yeux ne verront pas ce qui s'y passe ; ma langue taira les secrets qui me seront confiés et mon état ne servira pas à corrompre les mœurs ni à favoriser le crime.

Respectueux et reconnaissant envers mes Maîtres, je rendrai à leurs enfants l'instruction que j'ai reçue de leurs pères.

Que les hommes m'accordent leur estime si je suis fidèle à mes promesses.

Que je sois couvert d'opprobre et méprisé de mes confrères si j'y manque.

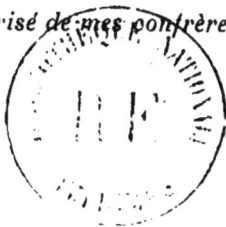